現場で使える

新人登録販売者便利帖

もっと症状から選ぶ
OTC医薬品

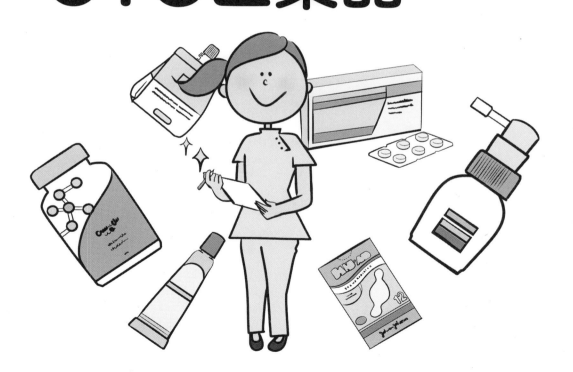

SE
SHOEISHA

本書内容に関するお問い合わせについて

このたびは翔泳社の書籍をお買い上げいただき、誠にありがとうございます。弊社では、読者の皆様からのお問い合わせに適切に対応させていただくため、以下のガイドラインへのご協力をお願い致しております。下記項目をお読みいただき、手順に従ってお問い合わせください。

●ご質問される前に

弊社 Web サイトの「正誤表」をご参照ください。これまでに判明した正誤や追加情報を掲載しています。

正誤表　https://www.shoeisha.co.jp/book/errata/

●ご質問方法

弊社 Web サイトの「刊行物 Q&A」をご利用ください。

刊行物 Q&A　https://www.shoeisha.co.jp/book/qa/

インターネットをご利用でない場合は、FAX または郵便にて、下記 "翔泳社 愛読者サービスセンター" までお問い合わせください。
電話でのご質問は、お受けしておりません。

●回答について

回答は、ご質問いただいた手段によってご返事申し上げます。ご質問の内容によっては、回答に数日ないしはそれ以上の期間を要する場合があります。

●ご質問に際してのご注意

本書の対象を越えるもの、記述個所を特定されないもの、また読者固有の環境に起因するご質問等にはお答えできませんので、予めご了承ください。

●郵便物送付先および FAX 番号

送付先住所　〒 160-0006　東京都新宿区舟町 5
FAX 番号　　03-5362-3818
宛先　　　　（株）翔泳社 愛読者サービスセンター

はじめに

　登録販売者は、ドラッグストアなどの店頭で消費者からの健康相談に応えたり、市販薬の販売や情報提供を行う、セルフメディケーションの最前線に立つ専門職です。とはいえ、資格取得後に必要な知識を身につける学びの場がまだまだ少ない、接客時に疑問が生じても頼れる窓口が勤務先にないなど、孤独な環境で実務に従事する登録販売者は少なくありません。

　店頭の接客では、お客様の多くは「つらい症状」を訴えてきます。それを理解して適切な商品を提案するためには、商品知識だけでなく、人体の仕組みや病気のメカニズムなど、「症状」に関する知識が重要です。

　そこで、2017年に刊行した拙著『現場で使える 新人登録販売者便利帖 症状から選ぶOTC医薬品』（翔泳社）では、筆者自身の現場経験や現役登録販売者の方から寄せられる質問などをもとに、店頭で相談の多い事例や症状について解説しました。前著では、新人さんが「最優先で学習すべき症状」に絞ってまとめましたが、医薬品の知識は非常に幅広く、奥深いものです。掲載しきれなかった内容もたくさんありました。

　本書はその続編として、前書で掲載しきれなかったカテゴリや、薬の飲み合わせや、基礎疾患のある方や授乳中の方への対応など、接客時に役立つ知識をまとめています。また、お薬以外の関連製品についても解説しました。

　たとえば外傷では、医薬品とともに傷の手当てに使用する傷あてパッドやドレッシング材なども提案したりします。社会の高齢化にともない、吸水シートやリハビリパンツなどの尿漏れ・介護関連の製品も増えています。今後、店舗の客層によっては、医薬品だけでなく、衛生用品や医療機器（サポーターなど）の製品知識も欠かせなくなっていくでしょう。

　店頭で相談される「症状」と「衛生用品や医療機器の製品知識」をセットで学べるテキストは、これまでほとんどありませんでした。それも、本書を執筆した理由の1つです。医薬品以外にまで範囲を広げると、当然、習得するまでに時間がかかります。ですが、学習が進むにつれて、想定外の質問や返答を受けても、落ち着いて対応できるようになっていきます。

　病態の知識や接客のスキルは、一朝一夕で身につくものではありません。それでも焦ることなく、一歩ずつ自分のペースで学習していきましょう。本書が、お客様が訴える症状やつらさをより理解し、適切なアドバイスや選択を行うための助けになり、さらには消費者の健康や安全、生活の質の向上へとつながれば幸いです。

2021年11月

仲宗根 恵

目　次

第 1 部　症状から選ぶ OTC 医薬品&関連製品

第2部　市販薬の販売時に注意したいこと

本書では、実務経験が少ない新人登録販売者の方が、医薬品等に関する勉強方法、接客をはじめとする店舗での実務を具体的にイメージできるように、事例を多数紹介しています。ただし、これらはあくまで一例であり、すべてのケースに当てはまるわけではないことにご注意の上、勉強法や商品選択の思考過程の参考としてお読みください。

※次の基準で「薬」「成分」「剤」の表記を使い分けています。

薬　：主に複数の成分が配合されたもの

成分：「薬」を構成するために配合されているもの

剤　：「成分」の一種ではあるものの「○○剤」という呼称のほうがなじみのあるもの

装丁　　　　　大岡 喜直（next door design）
本文デザイン　相京 厚史（next door design）
イラスト　　　鹿野 理恵子
DTP　　　　　マーリンクレイン

本書の使い方

　本書の第1部では、店頭で登録販売者がお客様から質問を受けた際に、「聴き取りによる病態や症状の原因の判断」「受診勧奨の判断」「適切な成分・商品の選択」「販売時の情報提供」などをするために必要な知識を解説します。症状の聴き取りから商品選択までの思考過程をイメージしやすくするために、主に以下のような構成でまとめています。

■症状ごとに分けて解説

　本書では、抜け毛や体臭、排泄の悩みなどデリケートな対応が求められる相談や、皮脂欠乏症や睡眠の悩みといった生活の質に影響するカテゴリなどを収録。どの項目から読んでいただいてもかまいません。

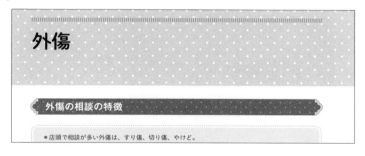

■症状が起きる仕組みやケアの方法、医薬品の成分と特徴を知る

　症状が起きる原因や病態を把握するために必要な知識、またその症状の緩和に適した成分や代表的なOTC医薬品の特徴などをまとめています。成分の知識は、店舗で取り扱う商品と結びつけて学習すると効果的です。市販薬でできること・できないこともおさえておきましょう。

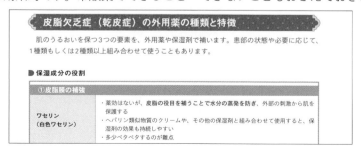

■聴き取りのポイントをおさえる

　症状や成分、商品の知識が身につくと、接客での聴き取りがしやすくなってきます。医薬品を使用する人の年齢や基礎疾患の有無をおさえながら的確な質問をすることで、提案すべき商品が絞り込めます。

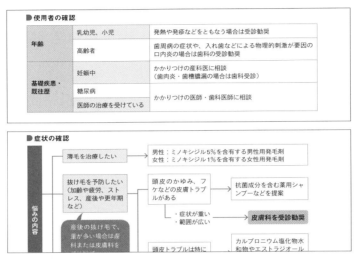

▶使用者の確認

年齢	乳幼児、小児	発熱や発疹などをともなう場合は受診勧奨
	高齢者	歯周病の症状や、入れ歯などによる物理的刺激が要因の口内炎の場合は歯科の受診勧奨
基礎疾患・既往歴	妊娠中	かかりつけの産科医に相談（歯肉炎・歯槽膿漏の場合は歯科受診）
	糖尿病	かかりつけの医師・歯科医師に相談
	医師の治療を受けている	

▶症状の確認

■接客事例でイメージトレーニング

　実務経験の少ない新人登録販売者の方が、店頭接客のやりとりを具体的にイメージしやすいように、症状ごとに事例を紹介します。ただし、これらはあくまで一例であり、症状に対する医薬品の効能・効果、接客場面で提案する商品などは、個々の状況によって異なります。本書で紹介した事例がすべてのケースに当てはまるわけではないことにご注意の上、お客様とのやりとりや、商品選択の思考過程の参考としてお読みください。

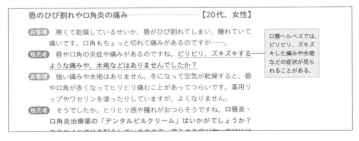

■成分早見表

　一般に取り扱いの多い商品とその主要成分を表にまとめています。「○○と同じ主成分の商品を知りたい」「△△△という成分が入っていない商品を提案したい」といった場合に活用できます。

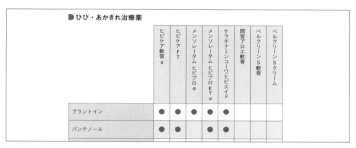

▶ひび・あかぎれ治療薬	ヒビケア軟膏a	ヒビケアFT	メンソレータム ヒビプロα	メンソレータム ヒビプロKTα	ケラチナミンコーワヒビエイド	間宮アロエ軟膏	ベルクリーンS軟膏	ベルクリーンSクリーム
アラントイン	●	●	●	●	●			
パンテノール	●	●		●	●			

■付録 「カテゴリ別、OTC薬の成分早見表」と関連書籍

　本書では解説していない解熱鎮痛薬、総合感冒薬、鼻炎薬、胃腸薬、便秘薬など店頭での相談が多いカテゴリの商品について、2021年10月時点での成分早見表を巻末に収録しています。

　前作『現場で使える 新人登録販売者便利帖 症状から選ぶOTC医薬品』『現場で使える 新人登録販売者便利帖 成分と特徴で選ぶOTC医薬品』と併用して学習していただくと、より理解が深まると思います。

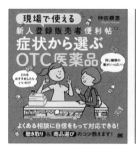
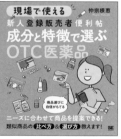

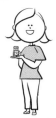

memo ―――――――――――――――――――――――――――

第 1 部

症状から選ぶ
OTC 医薬品＆関連製品

外傷、皮脂欠乏症、
頭皮や頭髪の悩み、口内炎、
排泄のトラブル、子ども専用の
医薬品、介護関連製品など、
幅広い相談に対応するために
知っておきたい知識を
まとめます。

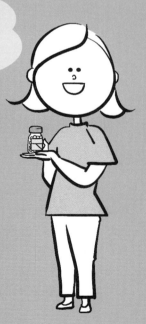

外傷

外傷の相談の特徴

- 店頭で相談が多い外傷は、すり傷、切り傷、やけど。
- 刺し傷、動物に咬まれた傷など比較的重い事例の接客や、怪我をした直後の応急処置のために慌てて来店されるケースもある。
- 「傷は消毒をしない」という手当てが知られてきたこともあり、「消毒をしたほうがいいのか？」「傷口に何を貼ればいいのか？」など、対処法を質問されることも増えている。

　スポーツをしている時や仕事中、家事の最中など、日常生活において誰しも怪我をした経験があるでしょう。小さな傷や浅い傷は、放っておいても自然に治ることがありますが、深い傷の場合は治るまで時間がかかったり、傷痕が残ってしまうこともあります。そのため、店頭では「早く治したい」「傷痕を消したい」といった要望も増えます。ここでは、店頭で相談の多い症状について解説します。

外傷の種類

　外傷の種類は、傷を負った原因によって決まります。日常生活の中でよくある外傷について、その原因や病態をおさえておきましょう。

▶ 切り傷 （切創）

　切り傷の大半は、**包丁やカッターナイフなどの鋭利な刃物やガラス片などによる創傷**ですが、時にはコピー用紙などの「紙」のへりや、あけた缶の縁などで切ってしまうこともあります。店頭では、調理や作業で刃物を使用している時に誤って切ってしまったという相談が多く、**患部としては「手」が多い**傾向です。レジャー中に、海岸の岩場などで足を切ってしまったという相談

も稀にあります。

　手足は皮膚の比較的浅いところを血管が走っているため、**小さな切り傷でも多く出血すること**があります。切り傷の応急処置では、まず出血の程度を確認し、清潔なタオルやガーゼ（ティッシュペーパーや脱脂綿などは傷口に繊維が付着するため使わない）で患部を圧迫し、止血することが大事です。また、**傷が深いと神経や腱の損傷をともなう場合もあります。**「傷が深い」「血が止まらない」「出血量が多い」などの場合は、専門医による止血を目的とした処置や縫合が必要になることもあります。

　特に、**農作業中などの野外での切り傷、錆びついた刃物、泥などが付着した刃物・ガラス片などによる切り傷は、破傷風予防の観点からもすみやかに受診していただきましょう。**

外傷

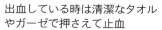

出血している時は清潔なタオルやガーゼで押さえて止血

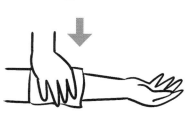

傷は心臓よりも高い位置に

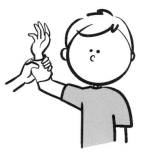

▶すり傷（擦過傷）

　すり傷は、**アスファルトや地面などでこすった際に、皮膚がすりむけてしまった創傷**で、年齢にかかわらず日常生活の中でもっとも多く経験する怪我といえるかもしれません。何かに躓いて転倒したり、滑ったりした際に、衣服で覆われていない部分はすりむきやすく、店頭では主に**手足（手のひらや肘、膝など）のすり傷の相談が多い**ですが、頬や顎など顔のすり傷に遭遇することもあります。

　すり傷は痛みが強いのが特徴で、創面に微細な土砂、ゴミなどが入りやすいため、応急処置ではまず**流水（水道水）でしっかり洗い流す**ことが大事です。また、皮膚損傷は浅く、多くの場合は縫合せずに治りますが、傷口に砂などが残ると化膿したり、傷痕が残りやすくなったりするなどの特徴もあります。

　怪我の直後であれば、痛みの軽減や傷の治りを助けるためにもモイストヒーリングのパッドが有効です。しかし、すり傷の面積が大きい、形がいびつ、受傷して数日経過しているなどの場合

は、市販のモイストヒーリングのパッドを使えないケースも多いです。その際には、傷用の外用薬やガーゼなどを使ってケアすることになります。怪我の範囲が広い場合や顔のすり傷などについては医療機関への受診を促しましょう。

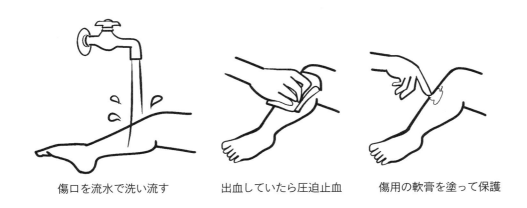

傷口を流水で洗い流す　　　出血していたら圧迫止血　　　傷用の軟膏を塗って保護

▶打ち傷（打撲創）

　打ち傷は、**外部から強い力で皮膚が圧迫されること（打撲）でできる創傷**で、**患部の腫れや皮下出血（青あざ）**などをともないます。切り傷と違って、外から強い力が加わるため、ギザギザした創傷面になったり、皮膚の欠損などが見られることも。店頭では、スポーツ中や歩行中のアクシデント（転倒や器具との衝突、接触など）による事例で、時折相談を受けることがあります。**部位によっては神経や骨のダメージをともなうこともあるため、受診勧奨**する場面が多くなります。

　傷に砂などが付着している場合は水道水で洗い流し、比較的軽い傷なら抗生物質の軟膏などを塗布してガーゼで保護することも有効です。腫れに対しては、氷嚢などで冷やしていただくといいでしょう。ただし、出血が多い場合は、患部を圧迫して止血した上で医療機関を受診していただきましょう。痛みが強くて動かせない、腫れが強いなど、症状が重い場合も同様です。

▶刺し傷（刺創）

　刺し傷は、**先端の尖ったものが刺さることによる創傷**で、**表面の傷口と比較すると奥行きが深い**のが特徴です。店頭での相談はそれほど多くはありませんが、針や釘、稀に木片（木の枝など）や鉛筆の芯が刺さったなどの相談も。

　また、刺さった物の一部が体内に残留し、医療機関で摘出が必要になる場合もあります。**傷が**

深い、痛みが強い、出血が多い、傷口がギザギザしているなどの場合も受診していただきましょう。

▶ かみ傷（咬傷）

かみ傷は、**ペットの犬や猫、ヘビなどの動物や、ヒトに咬まれたことによる創傷**です。口腔内や歯に付着している雑菌などにより、受傷後の感染のリスクがもっとも高い創傷であるため、特に動物による咬傷の場合は、市販薬では対応せずにすみやかに医療機関を受診していただきましょう。

▶ やけど（熱傷）

やけどは、**皮膚に熱いお湯や金属、炎などのさまざまな高温の物質が接触することにより生じる傷**です。また、**使い捨てカイロ**などを長時間使用することで生じる「低温やけど」のように、接触する物質は必ずしも高温とは限りません。感電による電撃傷や化学薬品によるやけど、日焼けによる水ぶくれや皮膚の痛みなどでは、「強い痛み」や「ヒリヒリ感」を鎮めたいという相談が増えます。

やけどは応急処置として、すぐに流水で20〜30分冷やします。充分に冷やすことで痛みが軽くなり、やけどの悪化を防ぎ、治りを早めます。衣類を着ている場合は、無理に脱がずに着衣ごと冷やします。

やけどの深さは、大きくⅠ度、Ⅱ度、Ⅲ度の3段階に分類されます。Ⅰ度は日焼けのように皮膚に赤みや痛みが出る程度ですが、Ⅱ度はより痛みが強く、水疱が形成されることも。Ⅲ度の熱傷では、皮膚移植が必要となるケースもあります。

基本的に、**市販薬で対応できるのはⅠ度・浅達性Ⅱ度のやけど**ですが、患部の範囲の広さややけどをした部位なども考慮して対応しましょう。**乳幼児や高齢者の場合は、軽いやけどであっても受診していただく**ようにします。

店頭では、やけどをした直後の来店もありますが、数日経過してから「痛みが引かない」「水疱が破れた」などの相談を受けることも。**応急処置や湿潤療法についての相談も多い**ため、接客には治療法や家庭でのケア方法などについての専門的な知識が求められます。

外傷

▶ やけどの深さの分類

熱傷深度	傷害	皮膚所見	色調	知覚
Ⅰ度	表皮まで	乾燥	紅斑	痛み（＋）
浅達性Ⅱ度	真皮まで	湿潤、水疱（＋）	薄赤	強い痛み
深達性Ⅱ度		湿潤、水疱（＋）	やや白色	軽度の痛み
Ⅲ度	皮下組織まで	乾燥	蝋色	無痛
		硬化	黄色〜赤茶色	
		炭化	黒色	

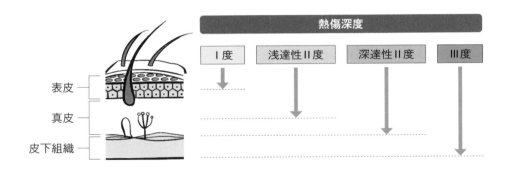

▶ 褥瘡（床ずれ）

　褥瘡（床ずれ）は、寝たきりなど**長時間同じ姿勢でいることにより、体重で圧迫されている部位の血流が悪くなり、皮膚の一部が赤みを帯びたり、ただれたりして生じる創傷**です。頻繁に相談されるものではありませんが、頻度が少ないわけでもなく、社会の超高齢化にともなって今後は増えていくでしょう。

　また、家族を介護されている方や介護施設の職員の方など「本人以外の人」が来店するケースが大半であるため、患部の状態を充分に聴き取れないことも少なくありません。褥瘡は、**表面はそれほど傷ついていないように見えて、皮膚の中にある骨に近い組織までダメージを負っている**場合もあり、見た目で重症度を判断しにくい点も特徴です。

　かかとと、仙骨部、肩甲部、後頭部など、骨が突き出た部位は強く圧迫されやすく、褥瘡ができ

やすい部位です。**赤みを帯びている場合は市販薬を使用せずに、なるべく早い段階でかかりつけ医に相談してもらいましょう。**

▶ 褥瘡ができやすい人とは？

○自分で体位変換ができず、長期間寝たきりになっている高齢者
○汗かぶれ・尿かぶれなどにより皮膚が過敏になり、ただれやすくなっている人
○栄養状態が悪い人
○体がむくんでいる人
○抗がん剤やステロイドなど薬の副作用で免疫力が低下している人

外傷の治療法

　昔は「怪我をしたら、消毒してガーゼ」「傷は乾かして治す」という治療が主流でしたが、現在では**「消毒をしない」「傷は乾かさない」「かさぶたを作らない」**など、怪我の手当ての常識は大きく変化しています。ガーゼは創傷面を乾燥させ、傷の治りを遅らせてしまうため、家庭における傷の手当てでも、あまり使われなくなってきているのではないでしょうか。

　日本国内では2000年ごろから、いわゆる「**湿潤療法**」が急速に普及しましたが、高齢のお客様には馴染みがない方も多く、店頭では「消毒しなくて、本当に大丈夫？」と質問されたり、「どうしても消毒したい」と要望されることもしばしばあります。

　小さな傷なら、ドルマイシン軟膏やテラマイシン軟膏などを塗布して絆創膏を貼るなど、従来のケアでも問題はありません。傷の大きさや部位、状態などに応じた治療法やケア方法を情報提供できるようにしておきましょう。

▶ 湿潤療法について

　湿潤療法とは、**体が本来持っている自己治癒力を最大限にいかし、痛みを取りながら、早く、きれいに傷を治す方法**です。傷を消毒し、ガーゼをあてて乾燥させる従来の治療法とは違い、傷を水道水等でよく洗った後に被覆材で覆い、乾燥させずに治療を行います。また、湿潤療法では**消毒を行わないのも特徴**です。消毒により、傷口やその周辺の正常な細胞が破壊されるのを防いで、傷が早く治るのを助けます。

「バンドエイド キズパワーパッド」（ジョンソン・エンド・ジョンソン）など、湿潤療法用の絆創膏が多く市販されていますが、商品ごとにサイズや形が異なります。**傷の大きさや部位、状態に応じて提案してください。**

▶ 湿潤療法のメリット

〇痛みが和らぐ
〇傷の治りが早い
〇傷痕が残りにくく、きれいに治る

傷が空気に触れないようにすることで、痛みが軽減され、浸出液を保つことで傷の治りを助けます。

▶ かさぶたを作らずに治す

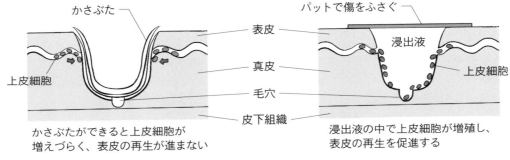

〈傷口を乾かした場合〉

かさぶた

上皮細胞

かさぶたができると上皮細胞が
増えづらく、表皮の再生が進まない

表皮

真皮

毛穴

皮下組織

〈湿潤療法の場合〉

パットで傷をふさぐ

浸出液

上皮細胞

浸出液の中で上皮細胞が増殖し、
表皮の再生を促進する

傷が乾き、かさぶたができると、なめらかな表皮の再生が妨げられてしまいます。浸出液の中で上皮細胞が増殖して活動できるように、フィルムなどで覆って治していきます。

▶ 家庭での湿潤療法

家庭での湿潤療法が向いているケース	家庭での湿潤療法が適さないケース
・軽いすり傷 ・軽い切り傷 ・Ⅰ度、浅達性Ⅱ度の軽いやけど ・あかぎれ、靴ずれ、さかむけ 一般的に、怪我をした直後（目安は24時間以内）に適しているといわれています。	・受傷後数日が経過している傷や、広範囲の傷 ・傷口を数分間押さえても出血が止まらない ・流水で洗っても、傷口に砂などの異物が残っている ・膿が溜まっている、ジュクジュクしているなど化膿の症状が見られる傷 ・虫刺されや動物に咬まれた傷 ・刺し傷、皮膚がえぐれているような傷 ・患部が体毛の濃い部位である ・糖尿病などの基礎疾患がある人、抗血栓薬などを服用中の人 ・テープ剤などに皮膚がかぶれやすい人

▶すり傷、切り傷、やけどの家庭での応急処置とケア

①傷口を水道水で洗い流す。砂や泥、ホコリなどの汚れをしっかりと流す。やけどの場合は直後に20〜30分間流水で患部を充分冷やしてから、水分を拭き取る

②出血があれば、清潔なタオルやハンカチなどで傷を押さえて圧迫止血する。出血量が多い場合は、傷口を心臓より上にして圧迫

③市販のモイストヒーリングのパッドなどで傷を覆う。市販のパッドがない場合は、一時的な応急処置として食品用ラップで代用も可能（ワセリンがあればそれをラップに塗って、ワセリンのついた面を傷にあてる）

乾燥させるより、浸出液を保つモイストヒーリングが効果的とされており、この場合、消毒薬や外用薬は使用しない。

④毎日1〜2回あるいは数日おきに①〜③の処置を繰り返す

傷の形がいびつなどの理由で市販のモイストヒーリングのパッドが使えない場合や、怪我をしてから数日経過している場合は、抗生物質の軟膏を塗布し、非固着性ガーゼなどで患部を保護します。

　家庭でのケアでは、傷口の赤みや熱感、膿が溜まっていないかなどを、よく観察するようにします。モイストヒーリングのパッドは数日間貼り続けることがありますが、最初のうちは傷口からの浸出液が多く、パッドから漏れ出ることも。その場合は、新しいパッドに交換します。

　滅菌ガーゼを使用する場合は、毎日1〜2回交換してもらうとよいでしょう。浸出液が多い場合は、一般的な滅菌ガーゼだと傷口にくっついてしまい、はがす時に非常に痛いため、**傷口にくっつかない非固着性ガーゼ**を選ぶようにします。

　また、ガーゼや絆創膏を交換する際は、新しくできた皮膚をはがさないように、シャワー等でテープをふやかしながらはがすと痛みも少ないでしょう。交換時は、傷の周囲の皮膚の汗や汚れ、垢なども洗い落とします。傷が痛くなければ、入浴も可能ですが、痛みがある場合はシャワーで流す程度でもかまいません。

外傷の外用薬の種類と特徴

　いわゆる「キズ薬」と呼ばれる外用薬にはいくつかの種類がありますが、下記の3つに大きく分類できます。

①抗生物質やサルファ剤を主薬とするキズ薬（外用薬）	
効能・効果に記載される主な内容	化膿性皮膚疾患（とびひ、めんちょう、毛のう炎）、外傷、やけど、など
代表的な商品	ドルマイシン軟膏、テラマイシン軟膏a、クロロマイセチン軟膏2％A、クロマイ-N軟膏、オノフェF、など

サルファ剤を主成分とする外用薬は、基本的にとびひや毛のう炎などの化膿性皮膚疾患に使用し、切り傷やすり傷などの外傷には用いません。

②殺菌成分を主薬とするキズ薬（外用薬）	
効能・効果に記載される主な内容	切り傷、すり傷、さし傷、かき傷、靴ずれ、ひび、あかぎれ、しもやけ、など
代表的な商品	メモA、オロナインH軟膏、マキロンsキズ軟膏、キップパイロール-Hi、明治きず軟膏、など

③その他、生薬を主薬とするキズ薬（外用薬）	
効能・効果に記載される主な内容	ひび、あかぎれ、切り傷、しもやけ、やけど、痔、打身、外傷、痔核による疼痛、肛門裂傷、など
代表的な商品	間宮アロエ軟膏、紫雲膏、など

　ほとんど出血していないような軽微なすり傷や軽いやけどなどは、②の外用薬でもよいかもしれませんが、基本的に、切り傷やすり傷、やけどなどの外傷に選択できる外用薬としては、①の抗生物質を主薬とする商品が第一選択となる場面が多いでしょう。
　アロエには、収れん作用、消炎作用、創傷治癒促進作用などがあり、日本では昔から皮膚に塗

布したり内服したりして用いられてきました。間宮アロエ軟膏は、アロエを含む塗り薬として、唯一「医薬品」として認められている商品でもあります。

また、紫雲膏も古くからある漢方製剤の外用薬で、抗菌・抗炎症作用などがあります。成分にトン脂（豚の脂）や、シコン、トウキ、ゴマ油、ミツロウを含み、色や香りが独特ですが、やけどや痔核による疼痛、外傷、皮膚炎、ひび、あかぎれ、しもやけなど、幅広い症状に用いられています。

▶ キズ薬（外用薬）に配合される成分

抗菌成分	
主な成分名	フラジオマイシン硫酸塩、バシトラシン、オキシテトラサイクリン塩酸塩、ポリミキシンB硫酸塩、クロラムフェニコール、コリスチン硫酸塩、ナイスタチン（抗真菌成分）、など
作用	・細菌の発育を抑制する ・怪我をした際に傷に細菌が入り込んで化膿しないよう、細菌の増殖を抑える役割を果たす

> ナイスタチンは、真菌の生育を抑え、殺菌します。

サルファ剤	
主な成分名	スルファジアジン、など
作用	とびひやめんちょう、毛のう炎などの化膿を防ぐ

殺菌成分	
主な成分名	クロルヘキシジングルコン酸塩、ベンゼトニウム塩化物、アクリノール、イソプロピルメチルフェノール、エタノール、フェノール、サリチル酸、セトリミド、など
作用	掻き壊しなどによる二次感染を防ぐ

局所麻酔成分	
主な成分名	リドカイン、ジブカイン塩酸塩、など
作用	傷の痛みを鎮める

組織修復成分	
主な成分名	酸化亜鉛、アラントイン、など
作用	傷ついた皮膚の修復や保護をする

抗ヒスタミン成分	
主な成分名	クロルフェニラミンマレイン酸塩、ジフェンヒドラミン塩酸塩、など
作用	傷やその周囲のかゆみを鎮める

血行促進成分	
主な成分名	トコフェロール酢酸エステル、トウガラシチンキ、など
作用	血行をよくして、患部の治りを助ける

血管収縮成分	
主な成分名	ナファゾリン塩酸塩、など
作用	局所の血管を収縮させ、止血する

外傷に用いられる衛生用品

外傷に使用する市販の衛生用品は、目的に応じて主に以下の3つに分類できます。

傷あて	・絆創膏、滅菌ガーゼ、非固着性ガーゼ ・モイストヒーリング（湿潤療法）のパッド
固定	・サージカルテープ ・包帯、メッシュ包帯、メッシュシート、三角巾
防水・保護	・防水フィルム ・フィルムドレッシング

▶傷あてを目的とする衛生用品

　傷の大きさや状態によって選ぶ商品は変わりますが、昔からある絆創膏や滅菌ガーゼに代わり、現在では非固着性の傷あてガーゼやモイストヒーリングのパッドなどが主流になっているのではないでしょうか。

　独立行政法人医薬品医療機器総合機構によると、非固着性ガーゼは「**固着することなく創傷を保護できるようにシリコーン又は白色ワセリンのエマルジョン等をコーティング又は含浸させたガーゼ状若しくはパッド状の被覆材**」と定義されています。傷にくっつかないため、はがす際の痛みがほとんどないのが利点です。

　非固着性ガーゼに限らず、傷あて用ガーゼは滅菌処理されています。1枚ずつ個包装され、S・M・L・LLのようにいくつかのサイズがあるので、傷の大きさに合わせて選びましょう。お客様から「大きなサイズを切って使ってもいいですか？」と質問されることもありますが、ハサミでカットしたりするとガーゼに雑菌などが付着してしまい、衛生的ではありません。傷に直接あてるガーゼは、包装から出したらそのまま使っていただきましょう。

　また、モイストヒーリングのパッドといえば、以前は「バンドエイド キズパワーパッド」（ジョンソン・エンド・ジョンソン）一択でしたが、最近はいろいろな商品が販売されています。市販のパッドの素材には、主にハイドロコロイドとポリウレタンフォームの2種があります。

▶モイストヒーリングのパッドの素材

ハイドロコロイド	
特徴	・吸収した浸出液を保持して、湿潤環境を作る ・浸出液を吸収してハイドロコロイドが溶ける際に、独特の臭気を発することがある ・溶け出したゲルが傷口に残っていたら拭き取るなど、取り替え時に少し手間がかかる ・閉鎖性が高い。浸出液が多い傷に使用すると患部周囲がふやけるおそれがあるため、よく観察し、水分が溜まったら取り替える必要がある ・従来の絆創膏と比べて粘着力がとても強い商品が多く、貼り替える際に痛みを生じる
代表的な商品	バンドエイド キズパワーパッド、ケアリーヴ 治す力、デルガード クイックパッド、リーダーハイドロ救急バン、ネクスケア キズをキレイに治す ハイドロコロイドメディカルパッド

ポリウレタンフォーム	
特徴	・吸収した浸出液を傷口に戻さず、治癒に最適な湿潤環境を作る ・浸出液に触れても溶け出しにくいため、傷口に溶解物が残らず、貼り替えが楽 ・メディケア ハイドロウェットαなど、パッド部分に粘着剤を使用しない商品もある（貼り替え時の痛みが軽減されるため、肌にやさしいのが特徴） ・素材が薄く、伸縮性も高いため、関節など可動域の大きい場所にも適している
代表的な商品	メディケア ハイドロウェットα、メディケア ハイドロウェットα防水タイプ、メディケア アルゲキュア

> メディケア ハイドロウェットαは、小さなパッドを並べて貼ることで大きな傷に対応することもできます。

◗ 固定を目的とする衛生用品

　固定のための衛生用品は、傷あてガーゼなどがずれたり外れたりしないように使用します。包帯やメッシュシート、サージカルテープなどがあり、患部の状態や部位、範囲などによって選びます。伸縮性や粘着力の強さなどが商品によって異なるので、お客様のニーズなどもおうかがいするといいでしょう。

粘着力	・やさしく固定したい（肌がかぶれやすい、敏感な人など） ・しっかり固定したい（水仕事などではがれにくいものがいいなど）
伸縮性	・伸縮性があるほうがいい（関節の動きを妨げたくない時など） ・伸縮性がないほうがいい（動かすと痛いなど、しっかりと固定したい時に）

◗ 防水・保護を目的とする衛生用品

　ガーゼや絆創膏を濡らしたくない時や、入浴時やプールで泳ぐ時、職業上水に触れる場面が多い人などからの「患部が水に濡れないようにしたい」という相談もあり、その場合、防水フィルムを提案します。防水フィルムは伸縮性・通気性に優れた透明のフィルムで、指などの関節に貼っても、肌に馴染んで使い心地がよいのが特徴です。ガーゼなどの上から貼るタイプの防水フィルムでは、S・M・L・LLとサイズが設定されているタイプと、必要な長さでカットして使えるロールタイプがあります。

また、種類は少ないですが、傷に直接貼れるフィルムドレッシング材（滅菌済み）もあります。フィルムドレッシング材は防水性や透湿性が高く、蒸れにくいのが特徴で、薄くてはがれにくい・はがす際の痛みが少ないなどの利点も。入浴時など、患部を濡らしたくない時に使用していただくといいでしょう。ただし、発疹・発赤、かゆみなどが生じた場合は使用を中止していただきます。

▶ 代表的な商品

ガーゼ等の上から貼る防水フィルム	・ネクスケア 防水フィルム ・ニチバン やさしい 防水フィルム・防水フィルム ロールタイプ ・デルガード 防水フィルム
傷に直接貼れる防水フィルム	・ネクスケア 快適にキズを保護する防水フィルム

聴き取りのポイント

▶ 使用者の確認

年齢	乳幼児、小児	・保護者や家族の管理の下で薬を使用してもらう ・熱傷や深い傷、大きな傷は受診勧奨
	高齢者	
受傷時の状況	農作業中の切り傷や、錆びた刃物による外傷など →破傷風のリスクが高い場合は受診勧奨	
基礎疾患・既往歴	糖尿病	受診勧奨（傷が治りにくく、二次感染のリスクが高い）
	アレルギー （アトピー性皮膚炎など）	かかりつけの医師に相談
	血液疾患、自己免疫疾患	

▶ 症状の確認

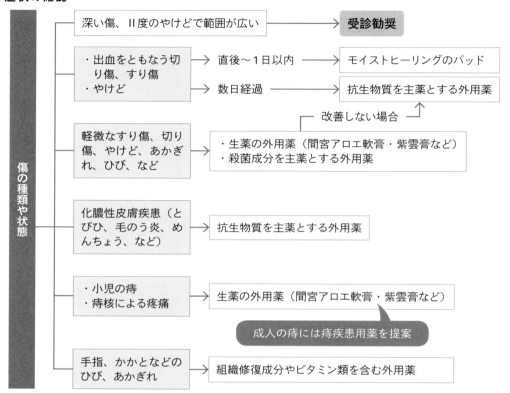

傷の種類や状態

- 深い傷、Ⅱ度のやけどで範囲が広い → **受診勧奨**

- ・出血をともなう切り傷、すり傷
  ・やけど
  → 直後～1日以内 → モイストヒーリングのパッド
  → 数日経過 → 抗生物質を主薬とする外用薬

- 軽微なすり傷、切り傷、やけど、あかぎれ、ひび、など
  → ・生薬の外用薬（間宮アロエ軟膏・紫雲膏など）
  ・殺菌成分を主薬とする外用薬
  （改善しない場合 → 抗生物質を主薬とする外用薬）

- 化膿性皮膚疾患（とびひ、毛のう炎、めんちょう、など）
  → 抗生物質を主薬とする外用薬

- ・小児の痔
  ・痔核による疼痛
  → 生薬の外用薬（間宮アロエ軟膏・紫雲膏など）
  成人の痔には痔疾患用薬を提案

- 手指、かかとなどのひび、あかぎれ
  → 組織修復成分やビタミン類を含む外用薬

受診勧奨の目安

- しばらく圧迫しても出血が止まらない傷
- 深い切り傷やすり傷、刺し傷、範囲が広いすり傷、顔の外傷
- すり傷や刺し傷で、皮膚に砂などの異物が残っていて取れない
- Ⅱ度の熱傷で範囲が広い（または、Ⅰ度の熱傷でも痛みや炎症が強い）
- 低温やけど、化学薬品によるやけど
- ジュクジュクしていて、化膿しかけている傷
- 動物に咬まれた傷
- 糖尿病の治療を受けている人、抗血栓薬などを服用中の人
- 市販薬を数日使用したが症状が改善しない

販売時のポイント

　外傷は、怪我をした直後に来店、数日経過しても痛みが引かなくて来店など、さまざまなタイミングで相談を受けます。まずは**怪我の原因や経過をよく聴き取る**ことが重要です。軽微な傷は、何もしなくても自然に治癒することがほとんどですが、深い傷や大きな傷は治るまで一定の時間がかかりますし、生活に支障が出ることも少なくありません。

　患部を清潔に保つことや、外用薬の使い方、ガーゼなどの衛生用品の使い方など、家庭でのケア方法について具体的に情報提供することが大事です。店頭にある衛生用品の種類や使い方について、一通り把握しておきましょう。

　また、**糖尿病の患者さんやステロイドの内服薬**を使用している人は化膿のリスクが高いので、軽微な怪我であっても受診勧奨してください。

　湿潤療法をご希望のお客様で、市販のパッド剤では対応できない大きな傷の場合は、湿潤療法を行っている医療機関をご案内するとよいでしょう。

外傷

転んで膝をすりむいてしまった ……………………【小学生、男児】

お客様 子どもがサッカーの練習中に転んで右膝をすりむいてしまって、とても痛がっているんです。怪我にはモイストヒーリングがいいってCMで見たのだけど、すり傷にも使えますか？

販売者 すり傷はとても痛いですから、きっとおつらいでしょうね。怪我をしてから何時間くらい経過していますか？　また、すり傷の大きさはどれくらいでしょうか？

お客様 怪我をしたのは2時間前くらいで、傷は500円玉くらいの大きさの楕円形です。

> 家庭において湿潤療法を行う目安は、一般的に、怪我をしてから24時間以内。

販売者 承知しました。基本的にモイストヒーリングは怪我の直後の手当てに適していますし、痛みを軽減する働きもありますので、すり傷にもおすすめです。応急処置で消毒などはされましたか？

お客様 傷を水できれいに洗い流してから、救急箱にある消毒薬で一度、消毒しました。

販売者 傷の大きさや部位などから、「**キズパワーパッド　ひじ・ひざ用**」が適しているかと思います。**モイストヒーリングを行う際には消毒やキズ薬は使用しないことになっておりますので、キズパワーパッドを貼る前に、患部をもう一度水道水で洗い流していただき、その後、清潔なタオルなどでしっかり水気を拭き取ってから、患部を完全に覆うようにパッドをお貼りください。**

> 傷の大きさに見合ったパッド剤のサイズを提案（傷は完全に覆う必要がある）。

お客様 わかりました。毎日貼り替えたほうがいいのですか？

> 使用方法や貼り替えのタイミングなどを具体的にお伝えする。

販売者 パッドの中央に浸出液が溜まって白い膨らみができるのですが、浸出液がパッドから漏れてきた場合は、新しいパッドに貼り替えてください。完全防水仕様なので、お風呂の時も貼ったままで大丈夫ですよ。ただし、痛みが強くなっていないか、パッド中央の白い膨らみが変色してないかなど、毎日観察をお願いいたします。こちらは、最長で5日間貼り続けることができますが、一般的には2〜3日おきに貼り替えるのがよろしいかと思います。

お客様 わかりました。

解説 ……………………

　市販のハイドロコロイドのパッドをすり傷などに用いる場合、パッドが傷を完全に覆う必要があるので、傷の大きさを確認しましょう。「メディケア ハイドロウェットα」など、大きな傷に数枚並べて貼ることも可能な商品もあります。

- 「バンドエイド キズパワーパッド ひじ・ひざ用」の外側は、病原体や水の侵入を防ぐポリウレタンフィルム、内側はハイドロコロイド素材でできている。
- 「メディケア ハイドロウェットα」は、独自素材の自着性ポリウレタンフォームを使用。1〜2日を目安に貼り替える。粘着剤を使用していないので、肌の弱い人にもおすすめしやすい商品。

料理中にやけどをした ……………………………………【30代、女性】

お客様　昨日の朝、料理中に左の手の甲にやけどをして、直径2cmくらいの水疱ができたのですが、今朝になってその水疱が破れて、皮がめくれてしまいました。何かお薬を塗ったほうがいいでしょうか？

販売者　料理中にやけどをされたのですね。いくつか確認させてください。水疱が破れてしまったとのことですが、今の痛みはどうでしょうか？　<u>昨日と比べて症状は悪化していますか？</u>

お客様　やけどをして数時間は痛かったのですが、今は痛みが和らいでいます。ただ、水疱が破れて皮がめくれた箇所は、少しヒリヒリしています。

販売者　やけどの痛みはなくなってきているのですね。**手指は雑菌がつきやすいため、水疱が破れている部位には、こちらの「ドルマイシン軟膏」をお使いください。二次感染の予防に抗生物質が配合されて**います。

お客様　軟膏を塗るだけでいいのですか？　ガーゼも貼りたいのですが……。

販売者　そうですね。軟膏を塗ってから、傷あて用のガーゼで覆ってもらうといいですね。傷にくっつきにくい滅菌パッドがありますので、こちらをお使いください。

> 経過とともに痛みが悪化していれば、やけどが重い、もしくは化膿しかけている可能性がある。その際は受診勧奨。

> 手はいろいろな物に触れるため、傷に雑菌がつきやすく、二次感染のリスクも高い。

外傷

（お客様）　わかりました。手なので、水に濡れても大丈夫なものがいいのですが……。

（販売者）　「FC防水ワンタッチパッド」ですと、傷にくっつかないタイプの<u>滅菌ガーゼと、防水粘着フィルムが一体になっていて使いやすいかと思います。</u>いかがでしょうか？

（お客様）　じゃあ、軟膏とその滅菌パッドをください。

（販売者）　ありがとうございます。朝晩の1日2回、軟膏を塗り、滅菌パッドも貼り替えてください。1～2日ほどで症状は軽減するかと思いますが、改善しない場合は、またご相談いただければと思います。

（お客様）　わかりました。

> 傷あて用ガーゼと防水フィルムを別々に使用する方法もあるが、使いやすさを考慮して一体化したパッドを提案。

（**解説**）

　　やけどをして1日以上経過しており、水疱が破れている状態とのことなので、ドルマイシン軟膏と非固着性ガーゼでのケアを提案。

- ●「ドルマイシン軟膏」は、コリスチン硫酸塩、バシトラシンの2種の抗生物質を配合した軟膏。外傷・やけど等の化膿予防および治療に。
- ●「FC防水ワンタッチパッド」は、絆創膏感覚で簡単に装着ができる防水タイプの傷あて用パッド。汗による蒸れを抑える透湿度フィルムを採用。1枚ずつ滅菌包装されている。

カッターナイフで手を切ってしまった ……………【50代、男性】

（お客様）　ついさっき、仕事の作業中に、カッターナイフで左手の中指を切ってしまって。消毒したほうがいいですか？　血は止まったけれど、ジンジン痛みます。

（販売者）　血が止まってよかったですね。指は比較的浅いところに神経が張り巡らされているので、痛みも強く感じやすいのだと思います。<u>傷の大きさはどのくらいですか？　また、傷口は水道水でしっかり洗い流せたでしょうか？</u>

> 傷の大きさや出血の度合いなどを確認。患部に汚れが残っていると化膿しやすくなる。

（お客様）　1cmくらいです。水で充分洗い流してからタオルで15分間くらい圧迫してました。

販売者　出血は止まっているようですし、怪我をなさった直後ですので、モイストヒーリングのパッドをお使いになるとよいかもしれません。そのための確認なのですが、**糖尿病やその他の持病はございませんか？**

> 湿潤療法を行う際は、お客様の年齢によっては基礎疾患の確認も必要。

お客様　持病はありません。消毒して絆創膏を貼ろうかと思ったのですが、絆創膏ではダメなのですか？

販売者　絆創膏がダメというわけではないのですが、モイストヒーリングのパッドをお使いいただくと、痛みが軽減される、傷の治りが早い、傷痕がきれいなどのメリットがあります。また、消毒も必要ありません。

> 絆創膏との違いや湿潤療法のメリットなどを説明。

お客様　なるほど。色が目立たなくて、水に濡れても丈夫なものがいいのですが……。

販売者　**「ケアリーヴ治す力防水タイプ」は、形は絆創膏と似ていますが、ハイドロコロイドという素材を使用した、透明で目立たない防水テープです。** いかがでしょうか？

> 色や防水など、ニーズに合わせて商品を提案。

お客様　では、このテープを使ってみます。1日に何度か貼り替えたほうがいいですか？

販売者　ありがとうございます。1日に何度も貼り替える必要はございません。少なくとも2〜3日に一度は傷を観察して、化膿していないか確認した上で、水道水で患部を洗って、新しいテープに取り替えていただければと思います。詳しい使い方が説明書に記載されていますので、使用前に必ずお読みください。

お客様　わかりました。

解説 ....

モイストヒーリングのパッドは、パッド部分が傷口をしっかり覆えるサイズを選びましょう。糖尿病や血行障害の治療を受けている人は、傷が治りにくい、二次感染のリスクが高いなどの理由で「相談すること」となっています。

> ●「ケアリーヴ治す力防水タイプ」は、ハイドロコロイド素材のパッドで、テープ部に水を通さない防水透明フィルム（薄さ0.03mm）を採用。目立たず自然な貼り心地。

傷用の外用薬の成分早見表

▶抗生物質を主薬とする外用薬（外傷、化膿性皮膚疾患、化膿予防および治療）

（注：スルファジアジンはサルファ剤）

	ドルマイシン軟膏	テラマイシン軟膏a	クロマイ-N軟膏	クロロマイセチン軟膏2%A	オノフェF
オキシテトラサイクリン塩酸塩		●			
ポリミキシンB硫酸塩		●			
バシトラシン	●				
コリスチン硫酸塩	●				
フラジオマイシン硫酸塩			●		
クロラムフェニコール			●	●	
ナイスタチン			●		
スルファジアジン					●
酸化亜鉛					●
アラントイン					●

▶ **殺菌成分を主薬とする外用薬（軽微なすり傷、切り傷、やけど、ひび、あかぎれなど）**

	メモA	オロナインH軟膏	キップパイロールHi	キシロA軟膏
クロルヘキシジングルコン酸塩	●	●		
イソプロピルメチルフェノール			●	
フェノール			●	
サリチル酸			●	
セトリミド				●
リドカイン				●
ジブカイン塩酸塩	●			
酸化亜鉛	●		●	
アラントイン	●			
ジフェンヒドラミン				●
トコフェロール酢酸エステル	●			

▶ **生薬の外用薬（傷、やけど、しもやけ、痔など）**

	間宮アロエ軟膏	紫雲膏
アロエ末（もしくはアロエ葉末）	●	
シコン		●
トウキ		●
ゴマ油		●
ミツロウ		●
トン脂		●

外傷

▶ ひび・あかぎれ治療薬

	ヒビケア軟膏 a	ヒビケア FT	メンソレータム ヒビプロ α	メンソレータム ヒビプロ KT α	ケラチナミンコーワヒビエイド	間宮アロエ軟膏	ベルクリーン S 軟膏	ベルクリーン S クリーム
アラントイン	●	●	●	●	●			
パンテノール	●	●		●	●			
ビタミンA		●	●	●				
イソプロピルメチルフェノール			●	●				
トコフェロール酢酸エステル	●	●	●	●	●		●	●
グリチルレチン酸			●	●	●			●
グリセリン	●	●			●			
ジフェンヒドラミン	●	●	●					
クロタミトン							●	●
リドカイン							●	●
dl-カンフル							●	
トウガラシチンキ							●	●
アロエ末（もしくはアロエ葉末）						●		

皮脂欠乏症（乾皮症）

皮脂欠乏症（乾皮症）の相談の特徴

- 秋から冬にかけて湿度が低下する時期に相談が増える。
- 乾燥肌の悩みは年齢を問わず生じるが、加齢とともに皮脂分泌が減少するため、高齢者からの相談が多い傾向がある。
- もっとも相談が多い症状は「かゆみ」。ほかには肌のかさつきやつっぱり感など。
- 治療や予防に医薬品の外用薬を用いることもあるが、基本は保湿をしっかり行うこと。

肌の水分や皮脂が不足して乾燥している状態については、「乾燥肌」「ドライスキン」「皮脂欠乏症」「乾皮症」などいろいろな呼び名があります。顔や脚など体の一部分が乾燥しているケースもあれば、全身の肌がカサカサしているケースもあり、季節や使用者の年齢、基礎疾患の有無などによっても状態は異なります。

皮脂欠乏症（乾皮症）は、**加齢による肌のうるおいや皮脂分泌の減少や、石鹸で洗いすぎたりして本来の保湿機能が低下することで生じる皮膚疾患**の一種です。一般的に「乾燥肌」という名称が浸透していますが、「乾燥肌」は皮膚疾患というより体質と捉えられていることも多く、特に若い世代では保湿剤でセルフケアをしている人が多いかもしれません。

ただ、皮脂の欠乏による肌のかさつきやかゆみは、**生活の質を著しく低下**させることもあります。悪化すると**皮脂欠乏性湿疹**を引き起こして完治しにくくなりますから、保湿剤によるケアで改善しない場合は、適切に医薬品を使用したり、皮膚科の受診を促すこともあります。

高齢者の皮脂欠乏症を「老人性乾皮症」とも呼ぶように、「皮脂欠乏症は高齢者の皮膚疾患」という印象があるかもしれません。しかし、30代以降の比較的若い世代も発症します。

また、近年は新型コロナウイルスの感染予防対策で、手指の消毒が習慣として定着しました。

消毒用エタノールには脱脂作用があり、使用するたびに手指の皮脂が奪われるため、アルコール消毒のしすぎによる手荒れの相談も、店頭で増えたのではないでしょうか。

マスク着用が当たり前になったことで、マスク内の蒸れや摩擦が原因の肌トラブルも増えていますが、その要因の1つにも肌の乾燥があります。

▶ 肌のうるおいを保つ3つの要素

基本的に、肌のうるおいは次の3つの要素によって保たれています。それぞれの役割について理解しておくと、病態の把握や保湿剤の選択に役立ちます。

皮脂	・皮脂腺から分泌される脂で、汗などと混じり合っている ・皮膚の表面を覆う膜を「皮脂膜」といい、皮膚の水分の蒸発などを防ぐ働きをする
角質細胞間脂質	・角質細胞と角質細胞のすき間を埋めるために作られる脂質で、セラミドなどがこれにあたる ・角質細胞同士をくっつけたり、水分を逃がさないようにする
天然保湿因子	・角質層にあるアミノ酸などのことで、「ナチュラル・モイスチャーライジング・ファクター（NMF）」ともいわれる ・角質の中で水分を保持する性質を持つ

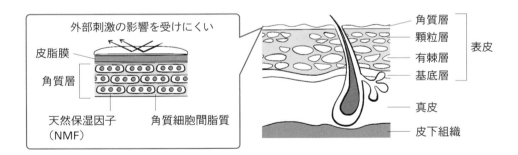

▶ 角質のバリア機能について

健康な肌は、角質に充分な水分があり、さらにその上を皮脂膜が覆うことで、体内の水分の蒸発や、微生物・アレルゲンなどの異物の侵入を防いでいます。これを「角質のバリア機能」といいます。また、肌が一定の周期でターンオーバーを繰り返すことで、このバリア機能を維持しています。

しかし、皮脂の分泌量が減少すると、皮脂膜が充分に形成されなくなり、水分が失われやすくなってバリア機能が低下します。その結果、外部からの刺激を受けやすくなり、かさつきやかゆみなどの肌トラブルを生じるようになります。

高齢者や子どもは皮脂の分泌量が少ないため、乾皮症になりやすいともいわれています。また、洗浄力の強い石鹸の使用や、洗いすぎ、タオルによる過剰な摩擦などの間違ったスキンケア、紫外線（日焼け）やエアコンの影響による肌の乾燥、疲労やストレスなども、バリア機能の低下につながります。

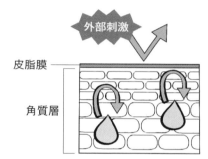

肌に水分が保たれているとバリア機能が維持でき、外部刺激の影響を受けにくい

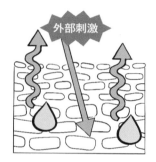

肌が乾燥すると皮脂が充分に分泌されず、バリア機能が低下して外部刺激の影響を受けやすくなる

Column　　　　　　　　　　乾燥性敏感肌とは？

乾燥性敏感肌は外からの刺激を受けやすくなり、過敏に反応してしまう状態のことです。肌のバリア機能が低下し、水分が蒸発しやすくなり、セーターなどの衣服で肌がチクチクしたり、ちょっとした刺激でもかゆみや痛みを感じやすくなります。スキンケアの化粧品や保湿剤で敏感肌用を使用するなど、刺激を与えないことが重要です。

代表的な乾燥性敏感肌用のスキンケア商品としては、以下のようなものがあります。

- ・キュレル（花王）
- ・アルージェ（全薬工業）
- ・NOV（ノブ）（常盤薬品工業）
- ・アベンヌ（資生堂）
- ・ミノン（第一三共ヘルスケア）

こうした商品は、医薬品棚ではなく化粧品コーナーに展開されていると思います。自店にどんな商品があるのか、確認してみましょう。「フェイス」「ボディ」「ヘアケア」など、各シリーズにそれぞれの特徴があります。

▶ 乾燥しやすい部位

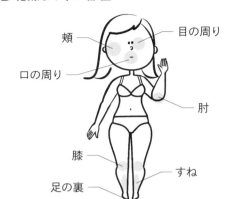

頬
目の周り
口の周り
肘
膝
すね
足の裏

▶ 皮脂欠乏性湿疹が起こりやすい部位

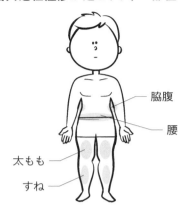

脇腹
腰
太もも
すね

▶ 症状の段階

　いわゆる乾燥肌や、皮脂欠乏症の初期の段階では、肌がかさついて白く粉がふいたり、浅いひび割れのような状態になります。保湿をこまめに行うことで症状が改善する場合もありますが、乾燥が進むにつれて、体が温まった時に強いかゆみが生じるなど、生活に支障が出ることも。かゆみを鎮める外用薬や内服薬などを提案する場面も多くなります。

　症状がさらに進行すると、小さな湿疹や赤いブツブツが特徴の**皮脂欠乏性湿疹**という状態になることもあります。コインくらいの大きさの円形状の湿疹（貨幣状湿疹）が生じたり、掻き壊しでジュクジュクした状態になり、細菌感染などを引き起こすこともあるため、「改善しない」「悪化している」と思われる場合は皮膚科を受診していただきましょう。

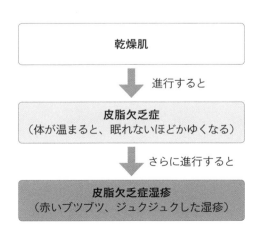

乾燥肌

↓ 進行すると

皮脂欠乏症
（体が温まると、眠れないほどかゆくなる）

↓ さらに進行すると

皮脂欠乏症湿疹
（赤いブツブツ、ジュクジュクした湿疹）

皮脂欠乏症（乾皮症）の治療法

　ヘパリン類似物質や尿素などを含む外用薬による入浴後の保湿を心がけ、悪化させないことがポイントです。不足している皮膚の脂分や水分を補うスキンケアが基本となります。かゆみには抗ヒスタミン成分などを含む外用薬や内服薬を使用したり、炎症が強い部位には、必要に応じてステロイド成分を含む外用薬を局所的に用います。

　ステロイド成分のランクを選択する際には、症状の度合いのほか、使用者の年齢なども考慮します。また、範囲が広い場合や、かゆみの度合いが強い場合、掻き壊しなどによってジュクジュクしている傷がある場合には、皮膚科を受診していただきましょう。

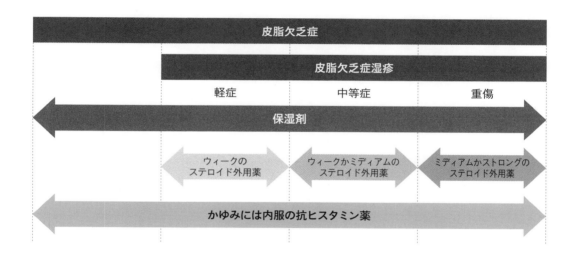

▶ 対処法・予防法のポイント

保湿剤による スキンケア	・入浴後や、汗や汚れを取り除いた後にすぐに塗るのが効果的 ・乾燥がひどい時には、1日に数回塗ってもらうとよい
熱いお風呂や洗浄力 の強い石鹸を避ける	・かゆみが強まったり、肌の乾燥が進行する場合がある ・タオルでゴシゴシこすることも避ける
生活環境や衣服	・冬は加湿器などを使って部屋の湿度を適切（50％以上）に保つことが大切 ・電気毛布やこたつなどで体を温めすぎないようにする ・下着など肌に直接触れる衣服の素材は刺激の少ないものを選ぶ

皮脂欠乏症（乾皮症）の外用薬の種類と特徴

　肌のうるおいを保つ3つの要素を、外用薬や保湿剤で補います。患部の状態や必要に応じて、1種類もしくは2種類以上組み合わせて使うこともあります。

▶ 保湿成分の役割

① 皮脂膜の補強	
ワセリン （白色ワセリン）	・薬効はないが、**皮脂の役目を補うことで水分の蒸発を防ぎ**、外部の刺激から肌を保護する ・ヘパリン類似物質のクリームや、その他の保湿剤と組み合わせて使用すると、保湿剤の効果も持続しやすい ・多少ベタベタするのが難点

② 角質細胞間脂質	
セラミド	・セラミド（角質細胞間脂質）などを補う化粧水やクリーム、乳液などのスキンケア商品が代表的 ・角層のうるおいの大半は、**細胞間脂質**によって守られている

③ 天然保湿因子と水分の結合促進	
ヘパリン類似物質	・天然保湿因子の役割を補ってアミノ酸と水分の結合を助け、水分を保持する ・**高い保湿力・血行促進・抗炎症作用**などがあり、乾燥肌の根本的な解決にも役立つとして、医療機関でも長年使用されている
尿素 （角質軟化作用も持つ）	・ヘパリン類似物質同様、天然保湿因子の役割を補い、水分を保持する ・手荒れや角化症、老人性乾皮症などに用いる外用薬に配合されることが多い ・皮膚表面の硬くなった角質を溶かしてやわらかくする**角質軟化作用**があり、ガサガサになった手や肘、膝、かかとなどのケアに適している ・体内の水分を集めて角質に留めるように働くことで、肌のうるおいを保つ ・市販の外用薬や保湿剤では、10％と20％の商品が主流

▶ 尿素10%濃度と20%濃度の違い

	10%濃度	20%濃度
使用年齢と部位	・3歳以上 ・乾燥の気になり始めた部位、軽い手荒れなど	・15歳以上 ・肘・膝・かかと等、特に角化（ガサガサ）の気になる部位
主な効能・効果	かゆみをともなう乾燥性皮膚	手指の荒れ、肘・膝・かかと・くるぶしの角化症、老人の乾皮症、さめ肌
注意点	・刺激が強いため、皮膚の薄い部位に使用すると、かぶれたり症状が悪化するおそれがある ・目の周りや粘膜には使用しない ・炎症のある部位、皮膚に傷やひび割れのある部位には使用しない	

尿素10％配合の外用薬で「15歳未満は使用不可」としている商品もあれば、20％濃度の外用薬で使用年齢を設定していない商品もあります。使用年齢は商品ごとに確認しましょう。

▶ 乾皮症の外用薬に配合されるその他の成分

抗ヒスタミン成分
主な成分名	クロルフェニラミンマレイン酸塩、ジフェンヒドラミン塩酸塩、など
作用	皮膚のかゆみを鎮める

抗炎症成分
主な成分名	グリチルレチン酸、グリチルリチン酸二カリウム、グリチルリチン酸モノアンモニウム、など
作用	皮膚の炎症を鎮める

肌の機能改善を促す成分
主な成分名	パンテノール、など
作用	修復力を高め、回復を助ける

組織修復成分
主な成分名	アラントイン、など
作用	傷ついた皮膚の修復や保護をする

血行促進成分		
主な成分名	トコフェロール酢酸エステル、など	
作用	血行をよくして、患部の治りを助ける	

局所麻酔成分		
主な成分名	リドカイン、ジブカイン塩酸塩、など	
作用	皮膚のかゆみを鎮める	

鎮痒成分		
主な成分名	クロタミトン、d-カンフル、など	
作用	皮膚のかゆみを鎮める	

殺菌成分		
主な成分名	イソプロピルメチルフェノール、ベンザルコニウム塩化物、エタノール、など	
作用	細菌などによる二次感染を防ぐ	

聴き取りのポイント

▶ 使用者の確認

年齢	乳幼児、小児	・保護者や家族の管理の下で薬を使用してもらう
	高齢者	・尿素配合の外用薬の中には、使用年齢が定められているものがある
基礎疾患・既往歴	糖尿病・肝障害・腎障害・甲状腺機能障害	基礎疾患による皮膚のかゆみが生じているケースもあるため、受診してもらうのが望ましい
	アトピー性皮膚炎（その他のアレルギーがある）	かかりつけの医師に相談
	血液疾患・自己免疫疾患	

▶ 症状の確認

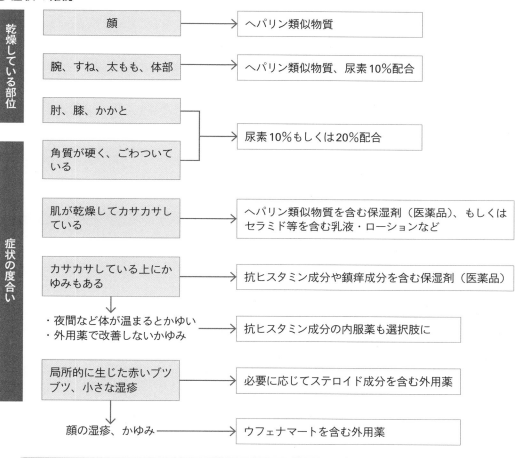

乾燥している部位

- 顔 → ヘパリン類似物質
- 腕、すね、太もも、体部 → ヘパリン類似物質、尿素10％配合
- 肘、膝、かかと
- 角質が硬く、ごわついている → 尿素10％もしくは20％配合

症状の度合い

- 肌が乾燥してカサカサしている → ヘパリン類似物質を含む保湿剤（医薬品）、もしくはセラミド等を含む乳液・ローションなど
- カサカサしている上にかゆみもある → 抗ヒスタミン成分や鎮痒成分を含む保湿剤（医薬品）
  - ・夜間など体が温まるとかゆい
  - ・外用薬で改善しないかゆみ → 抗ヒスタミン成分の内服薬も選択肢に
- 局所的に生じた赤いブツブツ、小さな湿疹 → 必要に応じてステロイド成分を含む外用薬
  - 顔の湿疹、かゆみ → ウフェナマートを含む外用薬

> ヘパリン類似物質や尿素などを含む保湿剤を塗った後に、必要に応じてワセリンなどを重ねると、水分の蒸発を防いで保湿効果を長持ちさせることがあります。その際は、保湿剤を先に塗って皮膚表面のべたつきがなくなってから、特に乾燥しやすい部位などにワセリンを塗っていただくといいでしょう。保湿剤と皮膚外用薬を併用する際も、保湿剤を先に塗ります。

糖尿病になって血糖値が高い状態が続くと、合併症を引き起こしやすくなることがわかっていますが、皮膚症状もその1つ。糖尿病の患者さんは、皮膚がかゆい、カサカサする、ひび割れたようになる、白い粉がふいたようになる、湿疹ができるなど、皮膚の不調が現れることがあります。

主な原因は「皮膚の乾燥」ですが、皮膚が乾燥して、かゆみが出ると、ついつい掻いてしまい、かゆみが増して傷ができる……という具合に悪化することも少なくありません。また、掻き壊した傷から細菌感染すると、糖尿病の人の場合は治りにくいという問題もあります。こうしたトラブルを招かないよう、皮膚の乾燥を防ぐ毎日のスキンケアが大切です。保湿をしてもかゆみが改善しない場合は、主治医に相談していただきましょう。

受診勧奨の目安

- ●市販のステロイド成分を含む外用薬や、乾皮症の外用薬、保湿剤を数日使用したが改善しない（もしくは悪化している）
- ●かゆみが激しく、睡眠が妨げられる
- ●ジュクジュクしている湿疹や、掻き壊しによる傷などが目立つ
- ●目の周りや口の周りのただれ、赤み、かゆみ
- ●アトピー性皮膚炎の診断を受けたことがある（もしくは治療中）
- ●糖尿病、肝障害、腎障害、甲状腺機能障害などの疾患がある（乾燥による肌トラブルが生じやすいため）

販売時のポイント

乾皮症は、空気が乾燥する冬場などに、店頭での相談が増えます。毎年冬になると繰り返し発症する人も多いですが、乾燥肌に関する悩みは季節や年代を問いません。症状が出ている範囲が広い場合は、ローションや乳液などの伸びがよく、塗り広げやすい基剤も便利です。

ローション・乳液・クリーム・軟膏と基剤の種類も豊富ですから、塗りやすさや使いやすさ、使用感などのニーズをお客様に確認する商品が選びやすいでしょう。症状が軽い場合は、医薬部外品や敏感肌用の全身保湿クリームなどで状態が改善することもあります。

ステロイド配合の外用薬やかゆみを鎮める外用薬などと保湿剤を併用することも多いため、塗り方や塗る順番、回数など、具体的なケア方法についても情報提供しましょう。

接客事例

マスク着用による頬の乾燥とかゆみ……………………【30代、女性】

お客様 毎日長時間マスクをしているせいか、左右の頬がカサカサして、所々に小さな湿疹もあってかゆいです。かゆみによく効く塗り薬はありますか？

販売者 それはおつらいですね。カサカサと小さな湿疹があるとのことですが、かゆみは湿疹のある部分だけでしょうか？

お客様 はい。かゆいのは湿疹の部分です。あと、頬全体が乾燥してつっぱる感じもあります。

販売者 そうでしたか。ちなみに、かゆみや乾燥が気になり始めてから、何かお薬はお使いになりましたか？

お客様 薬は何も使っていませんが、化粧水でこまめに保湿しています。

販売者 こちらは、「**イハダ ダーマキュア軟膏 軟膏タイプ治療薬**」というお薬で、**お顔にもお使いいただける、湿疹やかぶれ、かゆみを鎮める治療薬**です。

> 顔に使用するため、非ステロイドの外用剤を選択。

お客様 ベタベタするのは苦手なのですが……。

販売者 こちらは、**パウダーインの軟膏で、一般的な軟膏よりもべたつきにくく**なっております。**軟膏タイプは、乾燥しているお肌への刺激が少なくて、保護力も高い**というメリットもあります。かゆみ止め成分も配合されていますので、お客様の症状にも合っているかと思います。

> 使用感は重要なポイント。軟膏・クリーム・エッセンスタイプなど基剤はさまざま。

お客様 じゃあ、これにします。頬のカサカサには、何も塗らなくていいんですか？

販売者 頬全体の乾燥に対しては、「ヒルマイルドクリーム」もよいかと思います。保湿や血行促進、抗炎症作用もあり、乾燥肌の治療薬としても有効です。伸びのよいクリームなので、洗顔後や入浴後にお使いください。先に乾燥が気になるところに「ヒルマイルドクリー

ム」を塗り広げてから、湿疹やかゆみがある箇所には「イハダ ダーマキュア軟膏 軟膏タイプ治療薬」を1日に数回塗ってください。

お客様　わかりました。

解説

　　長時間のマスク着用による肌の乾燥は、マスクの着脱の際に水分が急速に蒸発することが主な要因です。また、マスク内の蒸れや摩擦などが肌荒れや湿疹の要因になることも。皮脂や水分の不足はバリア機能の低下を招いてしまうため、保湿を行いながら、湿疹やかゆみに対する治療薬を提案します。

> ●「イハダ ダーマキュア軟膏 軟膏タイプ治療薬」の主成分はウフェナマートで、グリチルレチン酸、ジフェンヒドラミン、リドカイン、ベンゼトニウム塩化物、トコフェロール酢酸エステルを配合。
>
> ●「ヒルマイルドクリーム」は、100g中へパリン類似物質を0.3g含有。伸びがよく、広範囲にも塗りやすい油中水型（w/o型）クリーム。同商品のローションタイプと比べ、保護力が高いのが特徴。

全身の皮膚の乾燥とかゆみ………………………………【70代、男性】

お客様　体中がかゆくて、特にわき腹や脚のかゆみがつらいのですが……。

販売者　広い範囲にかゆみがあるのですね。かゆみの原因について何かお心当たりはございますか？

お客様　乾燥がひどくて、特に脚のすねは皮膚がゴワゴワしているし、白く粉をふいて、かゆみも強いです。わき腹も肌がカサカサしています。

販売者　そうでしたか。これまでに、保湿剤をお使いになったことはございますか？

お客様　何も使ったことがないんですが、保湿したほうがいいんですか？

販売者　はい。**お肌の表面にある皮脂の分泌が減ると、水分が蒸発しやすくなり、乾燥してかゆみが出やすくなってしまいます。**保湿剤でう

るおいを補うことで乾燥が改善され、かゆみも改善していくかと思います。

お客様　毎日塗るのは面倒くさそうですね……。

販売者　こちらの「メンソレータム AD乳液b」は、とても伸びがよいので、サッと塗り広げられるかと思います。**ゴワゴワした皮膚をやわらかくしてくれる保湿成分とともに、かゆみを鎮める成分を3つ配合していて、塗った際にスーッとした清涼感もあります。乾燥している部分に、まずは毎日のお風呂上がりにお試しになってはいかがでしょうか？**

> かさつき・ごわつきがあるため、角質軟化作用のある尿素を選択。初めて使用することを考慮して10％濃度を提案。

お客様　わかりました。塗るのは1日1回でいいんですか？

販売者　1日1回でもいいのですが、かゆみや乾燥がある程度落ち着くまでは、朝晩の2回お使いいただければと思います。症状が改善してきましたら、1日1回でもかまいません。

> 成分の作用とともに、塗りやすさや、塗った時の清涼感などもお伝えすると、効き目をイメージしてもらいやすい。

お客様　わかりました。

解説

　角質のごわつきや乾燥、かゆみがあるため、尿素10％配合で抗ヒスタミン成分や鎮痒成分を含む「メンソレータム AD 乳液b」を選択。乳液タイプは、クリームと比べて広範囲に塗り広げやすく、塗った後のべたつきも少ないため、スキンケアに慣れていない高齢男性も使いやすいと思います。かゆみや乾燥が強い場合は、改善するまでは1日数回塗っていただくといいでしょう。

> ●「メンソレータム AD20乳液タイプ」は、尿素を20％配合したドライスキン改善のための外用薬。クロタミトン、ジフェンヒドラミン、グリチルリチン酸モノアンモニウム、トコフェロール酢酸エステルを配合。

冬の乾燥肌・手脚や顔のかさつき 【30代、女性】

お客様　冬になると毎年、肌が乾燥してしまいます。特に手脚や顔のかさつきがひどいのですが、全身に使える保湿クリームはありませんか？

皮脂欠乏症（乾皮症）

販売者 手脚や顔、全身に使える保湿剤をご希望ということですね？　これまで、お使いになっていた保湿剤はございますか？

お客様 はい。普段は、化粧水やボディクリームを塗っていますが、あまり改善しなくて……。塗ってもすぐにカサカサしてしまうんです。

販売者 そうでしたか。保湿効果が長続きしないわけですね。**特に乾燥がひどい部位はどこでしょうか？　かゆみなど**はございますか？

> 乾燥のひどい部位や、かゆみの有無などを確認。

お客様 口の周り、手の甲と脚の乾燥がひどいです。かゆみは特にありません。

販売者 こちらは、**「ピアソンHPクリーム」**という商品で、**お顔はもちろん全身にお使いいただける医薬品の保湿剤**です。**血行促進や炎症を鎮める作用もある乾燥肌の治療薬**ですが、いかがでしょうか？

> 気温や湿度が低下しやすい冬は、ワセリンを重ねて使用することで保湿力、保護力が期待できる。

お客様 クリームを塗った後にお化粧しても大丈夫ですか？

販売者 特に問題はございません。いつものスキンケアをした後、お化粧の前にもお使いいただけます。

お客様 手の甲や脚には1日何回くらい塗ったらいいですか？

販売者 **手はよく洗う部位なので、乾燥が気になった時に塗っていただく**とよいと思います。**顔や脚は朝晩の2回ほど塗っていただき、乾燥が特にひどい箇所は、クリームを塗ってから「プロペト ピュアベール」を重ね塗りしていただく**と、保湿効果が持続しやすいかと思います。

> 塗る順番や回数なども具体的にお伝えしてみる。

お客様 わかりました。じゃあ、両方使ってみます。

解説 ‥‥‥‥‥‥‥‥‥‥‥‥‥‥‥‥‥‥‥‥‥‥‥‥‥‥‥‥‥‥‥‥‥‥‥‥‥

　ヘパリン類似物質は、一時的な保湿効果ではなく、血行を促進して水分の保持機能を高めるなど、乾燥による炎症や肌トラブルを繰り返す皮膚を改善に導きます。

- 「ピアソンHPクリーム」は、ヘパリン類似物質単味のクリーム剤。
- 「プロペト ピュアベール」の成分は、日局白色ワセリン。手足のひび、あかぎれ、皮膚の荒れ、その他皮膚の保護に有効。皮脂の代わりとなって水分の蒸発を防ぎ、肌のバリア機能を高める。

乾皮症の外用薬の成分早見表

▶ **ヘパリン類似物質を主薬とする外用薬**

	ヒルマイルドクリーム	ヒルマイルドローション	ピアソンHPクリーム	ピアソンHP油性クリームEX	HPローション	HPクリーム	ヘパソフトプラス	近江兄弟社メンタームEXソフトHクリーム	さいき治療ローション	さいき治療乳液
ヘパリン類似物質	●	●	●	●	●	●	●	●	●	●
グリチルリチン酸ニカリウム				●					●	●
パンテノール							●			
ジフェンヒドラミン／ジフェンヒドラミン塩酸塩							●	●		
アラントイン								●	●	●
トコフェロール酢酸エステル				●				●		
クロタミトン							●			

▶ 尿素を主薬とする外用薬

	ケラチナミンコーワ20%尿素配合クリーム	ケラチナミンコーワ乾燥かゆみクリーム20	ケラチナミンコーワ乳状液20	ケラチナミンコーワ乳状液10	メンソレータムAD20クリームタイプ	メンソレータムAD20乳液タイプ	メンソレータムADクリームm	メンソレータムAD乳液b	近江兄弟社メンタームクリームU20	近江兄弟社メンタームEXプラス	フェルゼアHA20クリーム	フェルゼアHA20ローション	パスタロンM20%	パレスタミン20DXクリーム	ウレパールプラスクリーム	ウレパールプラスローション10
尿素20%	●	●	●		●	●			●		●	●	●	●		
尿素10%				●				●		●					●	●
グリチルレチン酸		●	●	●			●							●		
グリチルリチン酸ニカリウム									●		●	●	●			
グリチルリチン酸モノアンモニウム					●	●		●								
ジフェンヒドラミン／ジフェンヒドラミン塩酸塩		●	●		●	●	●	●		●				●	●	●
トコフェロール酢酸エステル					●	●	●	●		●	●	●		●	●	●
リドカイン							●	●		●		●		●	●	●
クロタミトン					●	●	●	●								
d-カンフル										●					●	

▶ヘパリン類似物質・尿素を含まない外用薬

	プロペトピュアベール	白色ワセリン［ソフト］	ムヒソフトGX	ムヒソフトGX乳状液	メンソレータムADクリームm	メンソレータムADスプレー	近江兄弟社メンタームEXソフト	ユースキンI（アイ）クリーム	ユースキンI（アイ）ローション
日局白色ワセリン	●	●							
ジフェンヒドラミン／ジフェンヒドラミン塩酸塩			●	●	●	●	●	●	●
パンテノール			●	●			●		
グリチルレチン酸			●	●	●	●	●	●	●
トコフェロール酢酸エステル			●	●	●		●	●	●
リドカイン					●	●	●		
クロタミトン					●	●		●	●
イソプロピルメチルフェノール								●	●

フケ・頭皮のかゆみ・体臭

頭皮や体臭の相談の特徴

- フケやかゆみなど、頭皮に関する悩みは、年齢や性別を問わずある。
- 薬用ソープや薬用シャンプーなどの医薬部外品の商品で対応することも多い。
- 水虫や頭皮湿疹、汗疹などの皮膚疾患に関連したケア用品として、薬用石鹸を提案することもある。
- 制汗剤では解消しない体臭の悩み、特にわきがの相談はとてもデリケート。

　フケや頭皮のかゆみに関する相談では原因が特定しにくいケースも多く、商品の選択に迷うことが多いのではないでしょうか。また、脱毛症や抜け毛、薄毛といった髪の毛に関する相談は、社会の高齢化にともなって増えているようです。医薬品よりも医薬部外品で対処することが多く、登録販売者試験の勉強でもあまり学べていないカテゴリかもしれません。

体臭については、当事者ではなく、ご家族から相談されることもあります。また、2020年のコロナ禍以降、ストレス過多による毛髪のお悩みの相談が増えたという現場の声も耳にします。

フケ・頭皮のかゆみの要因

　「頭皮がかゆくて、掻くとポロポロと白いフケが落ちる」という相談は、10代から高齢者まで幅広い世代から受けます。頭皮に局所的な赤いブツブツや小さな湿疹が見られることもありますが、頭皮全体のかゆみを訴える人もいます。

　髪の毛に覆われていると患部の状態を目視で確認しづらいため、口頭で症状を聴き取る場面も多くなります。頭皮がカサカサと乾燥している、脂分でベトベトしているなど、症状は人によっ

てさまざまです。

　フケや頭皮のかゆみが生じる要因としては、トリートメント剤やヘアケア製品の洗い残しや、余分な皮脂が毛穴をふさいでいる、汗かぶれや紫外線、ストレス、睡眠不足、ホルモンバランスの乱れなどいろいろと考えられます。同様の症状は、**マラセチア菌（癜風菌）・頭部白癬（しらくも）などによる真菌性皮膚炎**でも現れますが、店頭で見分けるのは非常に難しいです。皮脂やフケは、薄毛や脱毛の原因になることもあるため、**軽症のうちに医療機関で適切な診断や治療を受けることも大切**です。

▶ マラセチア菌

　フケの原因菌としては、マラセチア菌（癜風菌）が代表的です。いわゆる**「カビ」の一種で、ヒトの皮膚などに存在する常在菌**でもあります。皮脂腺が多い頭皮はもちろん、顔、胸、背中など皮脂の多い部位にも、好んで住みついています。

　マラセチア菌は、皮脂を栄養源として増殖し、脂を分解する際に皮膚に刺激を与えるため、かゆみや炎症を生じます。頭皮の角質が乾燥してはがれ落ち、白いフケが見られるのも特徴です。マラセチア菌の異常繁殖が、頭皮湿疹や脂漏性皮膚炎の直接的な要因になることも多いといわれています。また、**ステロイド成分を含む外用薬を使用すると、状態が悪化することがあります**。

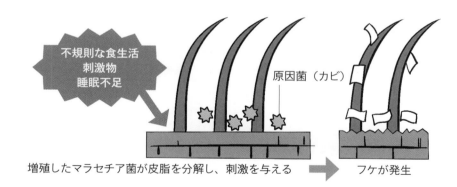

増殖したマラセチア菌が皮脂を分解し、刺激を与える　➡　フケが発生

▶ マラセチア菌の異常繁殖の主な要因

○頭皮の汚れや過剰な皮脂	○ストレス
○疲労	○ホルモンバランスの乱れ
○病中病後による体力の低下	○抗生物質やステロイドなどの内服薬の副作用

ミコナゾール硝酸塩などの抗真菌成分を配合した薬用シャンプーの使用で、**症状が改善することも多い**のですが、かゆみや炎症が強い場合や、薬用シャンプーを数日使用しても改善しない場合は、皮膚科を受診していただきます。また、頭皮にベタッとした脂っぽいフケが多く見られる場合は、**脂漏性皮膚炎**の可能性があるので市販薬での対応はせず、受診勧奨が望ましいでしょう。

　水虫やたむしなどの原因菌である白癬菌は、症状が消えてからも1か月ほどは抗真菌薬を塗布して、徹底的に殺菌する必要がありますが、マラセチア菌はもともと皮膚に存在する常在菌でもあるため、症状の改善後は治療を続ける必要は特にありません。ただし、人によっては再発を繰り返すこともあり、日頃の食事や入浴など、生活習慣の見直しも必要不可欠です。

▶ 頭部白癬 （しらくも）

　頭部白癬は、白癬菌（水虫）が頭部に発症したもので、子どもや高齢者に多い傾向があります。激しいかゆみがあるのが特徴で、地肌に白いかさぶたのようなものができることから「しらくも」とも呼ばれます。**初期では頭皮に境界線が明瞭な赤いリング状の皮疹が現れます**が、**重症化すると角質がポロポロとフケのように落ちたり、膿が溜まる、脱毛する**などの症状が現れます。皮膚科での診断が重要ですので、**受診勧奨しましょう。**

　子どもの場合は、同居する家族（親や祖父母など）から感染しているケースも多々あり、家族全員が診断・治療を受けることも重要です。また、真菌感染症であるため、**ステロイド成分を含む外用薬を使用すると状態が悪化**します。

▶ 接触性皮膚炎

　接触性皮膚炎は、いわゆる「かぶれ」と呼ばれるもので、ヘアカラー・白髪染めなどの染毛剤や、ヘアワックス・ムース・オイルなどのヘアケア製品などでかぶれ、頭皮のかゆみなどの症状が生じていることもあります。「かゆみを生じる前に、いつもと違うヘアケアをしなかったか？」といった経緯を確認すると、お客様自身に心当たりがあるかもしれません。

　ステロイド成分を配合した外用薬や、抗ヒスタミン成分の内服薬を提案することも有効ですが、**頭皮の赤みやかゆみが強い場合は皮膚科を受診**していただきます。

▶アトピー性皮膚炎

　アトピー性皮膚炎は、全身の皮膚に症状が生じることがありますが、首や顔、頭皮にかゆみなどの症状が強く出る場合もあります。体質などによる内的要因に加えて、皮膚のバリア機能の低下により、外部からの刺激を受けやすくなっているため、**かかりつけ医に相談**していただきましょう。

フケ・頭皮のかゆみの治療法

　フケと頭皮のかゆみが気になる人は、その要因となるカビや雑菌が多い傾向があるため、抗真菌成分を含む薬用シャンプーを使用することで原因菌が減り、症状が改善されることも珍しくありません。

　接触性皮膚炎や、汗かぶれなどによる頭皮のかゆみに対しては、ステロイド成分を含む外用薬などを選択することもあります。ただし、**原因がはっきりしない場合や、見分けがつかない場合には慎重に判断**しましょう。

▶主な対処法・予防法

フケ用シャンプー・リンスで頭皮の清潔やうるおいを保つ	・ミコナゾール硝酸塩など、フケの原因菌の増殖を防ぐ成分を配合したシャンプーやリンスを使用するのも対処法の1つ ・ワックス・ムース剤などのヘアケア製品や、整髪料の洗い残しにも注意
生活習慣・環境の見直し	・不規則な食生活や睡眠、ストレスや過労などが、皮脂の分泌を増やしたり、皮膚の常在菌のバランスの乱れを引き起こすことがある（個人差あり） ・枕カバーをこまめに取り替えるなど、生活環境の見直しも大切
ステロイド成分などを含む外用薬	・頭皮や髪の生え際などに生じたつらいかゆみ、湿疹、かぶれには、ステロイド成分や抗ヒスタミン成分、クロタミトンなどの鎮痒成分を含む外用薬（液体タイプ）が効果を発揮する場合がある

頭皮湿疹に用いる外用薬の種類と特徴

　頭皮湿疹に用いる外用薬は、それほど多くありません。ステロイド成分は、マラセチア菌などによる真菌性皮膚炎を悪化させる可能性もあるため、皮脂がベタベタしている場合や、白いフケ

がポロポロと落ちている場合にはステロイド成分を配合した商品を避けるようにします。

また、髪の毛のある部位に塗布するため、液体タイプの商品が主流です。

▶ 頭皮湿疹の外用薬に配合される成分

ステロイド成分	
主な成分名	プレドニゾロン吉草酸エステル酢酸エステル（PVA）、など
作用	かゆみのもとになる炎症を鎮める

抗ヒスタミン成分	
主な成分名	クロルフェニラミンマレイン酸塩、ジフェンヒドラミン塩酸塩、など
作用	皮膚のかゆみを鎮める

抗炎症成分	
主な成分名	グリチルレチン酸、グリチルリチン酸二カリウム、グリチルリチン酸モノアンモニウム、など
作用	皮膚の炎症を鎮める

肌の機能改善を促す成分	
主な成分名	パンテノール、など
作用	修復力を高め、回復を助ける

組織修復成分	
主な成分名	アラントイン、など
作用	傷ついた皮膚の修復や保護をする

血行促進成分	
主な成分名	トコフェロール酢酸エステル、など
作用	血行をよくして、患部の治りを助ける

局所麻酔成分	
主な成分名	リドカイン、ジブカイン塩酸塩、など
作用	皮膚のかゆみを鎮める
鎮痒成分	
主な成分名	クロタミトン、l-メントール、など
作用	皮膚のかゆみを鎮める
殺菌成分	
主な成分名	イソプロピルメチルフェノール、ピロクトンオラミン、など
作用	殺菌、抗菌作用によりフケを抑え、頭皮を清潔に保つ
抗真菌成分	
主な成分名	ミコナゾール硝酸塩、など
作用	かゆみやフケの原因菌（頭皮のカビ）の増殖を抑える

マラセチア菌による頭皮のかゆみやフケの症状がある場合は、ミコナゾール硝酸塩を配合した薬用シャンプーを使用することで症状が改善することも多いです。原因がはっきりしない場合や、ステロイド成分の使用で症状が改善しない場合には、薬用シャンプーを使用してみるのもおすすめです。

Column　　　　　　　　　　　　体臭の要因とは?

　体臭の正体は、主に汗や皮脂、垢などに含まれる成分が皮膚の雑菌によって分解される際に発生するガスです。個人差はあるものの、夏など汗をかくことの多い時期に気になる人も多いでしょう。皮脂や汗は、分泌された段階ではほぼ無臭ですが、時間の経過とともに皮膚常在菌の作用で酸化や分解がなされ、嫌な臭いに変わっていきます。

　また、にんにくやアルコール、動物性脂肪（肉、チーズなど）といった特定の食品の過剰摂取が体臭の要因になることも報告されています。汗をかいたら服を着替える、毎日お風呂に入る、体を清潔に保つことはもちろん大切ですが、食生活の見直しも実は重要です。

　わきがは正式には「腋臭症（えきしゅうしょう）」といい、必ずしも病気というわけではないのですが、制汗剤などを使用しても改善しない場合に、皮膚科や形成外科などの医療機関で相談していただくこともあります。自分では気づきにくいこともあるため、同居するご家族などが来店して「体臭を消すにはどうしたらいいか？」「本人には言えない」など、デリケートな相談をされることもあります。

　汗腺には、エクリン腺とアポクリン腺の2種類があり、分布部位や特徴、それぞれに含まれる成分によって発生する臭いなども異なります。

	エクリン腺	アポクリン腺
特徴	・暑い時や運動した時、発熱時や緊張した時などにかく汗で、さらさらしているのが特徴 ・発汗した直後はほぼ無臭だが、時間の経過とともに雑菌が繁殖して嫌な臭いに変わる	・特に、思春期などに活発に分泌され、ベタベタしていたり、特有の臭いがあるのが特徴 ・臭いが強い場合を「わきが」と呼び、一般的な制汗剤では解決しないケースもある
分布部位	全身。特に手のひら、足の裏に多い	主に、脇や性器周辺などに分布
成分	約99％は水。塩化ナトリウム、カリウム、カルシウムなどのほか、乳酸やアミノ酸なども含む	水、タンパク質、コレステロール類、脂質、脂肪酸などを含む

　加齢臭は、皮脂や汗の分泌が盛んな思春期や若い世代の人の臭いとは少し違い、過酸化脂質の増加など、加齢によって皮脂の性質が変化することで生じることがわかってきています。一般的に、男性のほうが女性よりも皮脂の分泌量が多いことから、体臭も強いといわれています。

　また、抱えている持病が体臭に影響することもあります。たとえば、腎機能低下が見られる人は、アンモニア臭のある汗をかいたり、糖尿病では甘酸っぱい臭い、甲状腺機能亢進症では、皮脂の分泌が活発になるため、独特な体臭を生じることも。持病のある人で体臭が強くなってきたという場合は、主治医に相談していただきましょう。

聴き取りのポイント

▶ 使用者の確認

年齢	乳幼児、小児	保護者や家族の管理の下で薬を使用してもらう
	高齢者	
基礎疾患・既往歴	妊娠中	かかりつけの産科医に相談
	アトピー性皮膚炎 （その他、アレルギーがある）	かかりつけの医師に相談
	医師の治療を受けている	

▶ 症状の確認

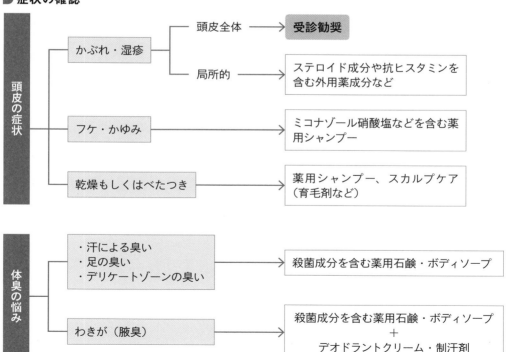

頭皮の症状
- かぶれ・湿疹
  - 頭皮全体 → **受診勧奨**
  - 局所的 → ステロイド成分や抗ヒスタミンを含む外用薬成分など
- フケ・かゆみ → ミコナゾール硝酸塩などを含む薬用シャンプー
- 乾燥もしくはべたつき → 薬用シャンプー、スカルプケア（育毛剤など）

体臭の悩み
- ・汗による臭い
・足の臭い
・デリケートゾーンの臭い → 殺菌成分を含む薬用石鹸・ボディソープ
- わきが（腋臭） → 殺菌成分を含む薬用石鹸・ボディソープ ＋ デオドラントクリーム・制汗剤

受診勧奨の目安

- 市販のステロイド成分を含む外用薬を数日使用しても改善しない（もしくは悪化している）
- かゆみが激しく、睡眠が妨げられている
- 頭皮がベタベタしている（もしくは乾燥が強い）
- 症状のある部位に脱毛が見られる
- 足水虫やいんきんたむしなど、白癬菌による感染症の症状をともなう
- アトピー性皮膚炎の診断を受けたことがある（もしくは治療中）
- 甲状腺機能亢進症などの疾患がある（皮脂の分泌過多による肌トラブルが生じやすい）

販売時のポイント

　フケや頭皮のかゆみの相談では、頭部白癬や、マラセチア菌などによる真菌性皮膚炎ではないかどうかの見分けが重要です。「フケの有無」「症状が現れてからどれくらい経過しているか？」「何か外用薬は使用してみたか？」「足水虫を患っていないか？」など、症状の詳しい聴き取りが必要になります。

　ステロイド成分を含む外用薬を販売する場合は、5〜6日使用しても症状が改善しなかったり、症状が悪化したりする時には使用を中止し、添付文書を持って皮膚科を受診するようお伝えしましょう。

　体臭に関しては、殺菌成分配合の薬用ボディーソープやデオドラント剤を提案する機会が多いと思いますが、デオドラント剤に関しては、製品の種類が非常に多く、クリームやスプレー、ロールオン、シートタイプとさまざまですので、お客様ご自身の好みやニーズに応じて選んでいただくといいでしょう。

　薬用ボディーソープやデオドラント剤などを使用しても改善しない「わきが（腋臭）」については、医療機関への受診をおすすめすることもあります。

接客事例

頭皮の赤い発疹とかゆみ ·· 【30代、女性】

お客様 帽子を長時間かぶって汗で蒸れたのか、このあたり（頭頂部）に赤いポツポツが2、3個あってかゆいんです。何か塗り薬はありませんか？

販売者 湿疹のようなものが確認できるのですね？ 症状はいつからでしょうか？ また、かゆみがあるとのことですが、出血や膿、フケなどはありませんか？

> 症状を聴き取りながら、感染による症状が見られないか、原因に心当たりがあるかなどを確認。

お客様 かゆみを感じるようになったのは、4日くらい前です。フケや出血などはありません。

販売者 そうでしたか。かゆいのは湿疹の部分だけで、頭皮全体がかゆいわけではないのですね？

お客様 そうです。

販売者 では、頭皮湿疹の炎症やかゆみを鎮める、こちらの「ムヒHD」はいかがでしょうか？ 液体なのでべとつかず、頭皮にも塗りやすいと思います。

> 使用感、塗りやすさも重要なポイント。

お客様 清涼感が強いのは苦手なのですが……。

販売者 「ムヒHDm」という、しみないマイルドタイプもございますが、いかがでしょうか？

お客様 じゃあ、これにします。かゆみは治まりますか？

販売者 炎症を鎮めるステロイド成分と、かゆみを鎮める成分が配合されていますので、まずは湿疹のある箇所に1日に2～3回塗ると、かゆみは改善されていくと思います。ただし、湿疹にのみ塗ってください。もし、塗っていくうちに、かゆみや炎症が強まることがあれば、他の皮膚炎の可能性もありますので、その時点で使用を中止して、皮膚科を受診なさってください。

> 成分の働きや、商品の使い方を説明。

> 症状が悪化した時の対応についても情報提供。

お客様 わかりました。

解説

お客様自身が、かゆみの原因について心当たりがあり、湿疹が見られるなど症状や患部

の場所が明確であること、フケなどの感染による症状が見当たらないことから、ステロイド成分を配合した液体タイプの外用薬を提案。

> ●「ムヒHDm」は、プレドニゾロン吉草酸エステル酢酸エステル（PVA）、ジフェンヒドラミン塩酸塩、l-メントール、アラントイン、パンテノール（プロビタミンB5）、イソプロピルメチルフェノールを配合。
> ●ステロイド成分を含む外用薬の提案に不安がある場合は、非ステロイド製品の「メソッドCLローション」（ライオン）なども選択肢になる。

フケと頭皮のかゆみ……………………………………【20代、男性】

お客様　最近、頭全体がむずがゆくて、掻くと白いフケがポロポロと落ちてきます。改善する方法はないですか？

販売者　**頭全体がかゆいのですね。かゆみはいつごろからでしょうか？また、頭皮がベタベタしているような感じなどはございますか？**

> 症状の度合いを確認し、化膿や脱毛などの重い症状があれば受診勧奨。

お客様　暑くなってきてから、頭皮がべたついている感じはあります。かゆくなってきたのは、この2週間くらいです。フケが落ちるので、とても気になっています。

販売者　そうでしたか。頭皮の常在菌が悪さをしていることが原因で、フケやかゆみが生じることがあるのですが、ジュクジュクしていたり、膿が溜まるなどの重い症状でなければ、抗菌剤を配合した薬用シャンプーの使用で、症状が改善することがございます。ちなみに、皮膚科の受診は検討されていますか？

お客様　我慢できないかゆみでもないので、今のところは考えていません。

販売者　承知いたしました。「コラージュフルフルネクストシャンプー」は、**フケの原因菌を殺菌する抗菌剤を配合**した商品ですが、こちらをお使いになって症状が改善するか様子を見てはいかがでしょうか？

> 抗真菌成分のミコナゾール硝酸塩、細菌や真菌を殺菌するピロクトンオラミンを配合。

お客様　頭皮のべたつきも改善しますか？

販売者　頭皮がべたつく人向けの「すっきりさらさらタイプ」をお使いい

ただくとよいかと思います。

お客様 じゃあ、それにします。毎日、入浴時に普通にシャンプーすれば
いいんですか？

販売者 はい。通常のシャンプーと同じようにお使いください。1週間ほ
どお使いになってもかゆみやフケが改善しない場合は、またご相談
いただくか、皮膚科を受診なさってください。

お客様 わかりました。

解説

　かゆみは強くなく、化膿や脱毛などの重い症状は見られないが、頭皮全体のかゆみやフ
ケがあることから、抗真菌成分のミコナゾール硝酸塩を配合した医薬部外品のシャンプー
を提案（アトピー性皮膚炎などの治療を受けている人は、主治医に相談していただきま
す）。

● 「コラージュフルフルネクストシャンプー」（医薬部外品）はフケやかゆみを防ぐシャン
プーで、有効成分はミコナゾール硝酸塩とピロクトンオラミン。
● 「すっきりさらさらタイプ」は、頭皮が脂っぽい人や髪の短い人に。「うるおいなめらか
タイプ」は、頭皮が乾燥しやすい人や髪の長い人に。

汗の臭いと背中ニキビが気になる ……………………… 【20代、女性】

お客様 ジムで運動しているのですが、汗をかいた時の体臭と、背中のニ
キビのようなブツブツが気になっています。改善できるものはあり
ますか？

販売者 汗をかいた時の体臭と、背中のニキビということですが、一番気
になっているのはどちらでしょうか？　また、背中ニキビは、かゆ
みや痛みなどもございますか？

お客様 かゆみや痛みは、ほとんどありません。汗をかいた時の臭いのほ
うが気になっています。

販売者 そうでしたか。汗をかいた時の臭いは、雑菌の繁殖が要因の1つ
ですので、抗菌剤を配合した薬用ボディソープをお使いになってみ
てはいかがでしょうか？　実は、背中やデコルテのニキビでは、マ

背中は汗や皮脂の量も多く、ニキビができやすい部位でもある。

ラセチア菌という皮膚の常在菌が原因であることがあり、背中のニキビの予防にもなるかと思います。

（お客様）　体臭にも背中のニキビにも効果があるんですか？

（販売者）　はい。こちらの「コラージュフルフル液体石鹸」は、**体臭の原因菌を殺菌する2種類の抗菌剤が配合**されていて、皮膚の清浄や殺菌・消毒、体臭やニキビを防ぐボディソープです。**お肌が敏感な方**にもお使いいただけます。

（お客様）　毎日、使ったほうがいいんですか？

（販売者）　体臭や背中のニキビが改善するまでは毎日お使いいただき、改善したら、運動する日や、臭いが気になる日などにお使いいただくとよいかと思います。

（お客様）　わかりました。デリケートゾーンに使っても大丈夫ですか？

（販売者）　はい。お使いいただけます。通常のボディソープと同じように、よく泡立ててお使いください。

（お客様）　わかりました。

> 背中やデコルテのニキビの正体は、マラセチア菌（真菌）、黄色ブドウ球菌などの細菌が原因で起こる毛のう炎・毛包炎。

解説

　　背中、デコルテや胸、お尻など、体にできるニキビを「背中ニキビ」と呼ぶことがあります。主に思春期に多い「おでこ」などにできる顔ニキビの原因菌とは異なり、マラセチア菌などの真菌（カビ）が原因になっているケースも多く、抗真菌成分が効果を発揮します。

●「コラージュフルフル液体石鹸」（医薬部外品）は、皮膚の清浄・殺菌・消毒、体臭・汗臭およびニキビを防ぐ薬用石鹸で、有効成分は、ミコナゾール硝酸塩とイソプロピルメチルフェノール。

頭皮のかゆみ、フケに対応する商品の成分早見表

▶ 頭皮湿疹に用いる外用薬（医薬品）

	メンソレータムメディクイックH	メンソレータムメディクイックHゴールド	ムヒHDm	ムヒHD	ユースキントーヒル
プレドニゾロン吉草酸エステル酢酸エステル	●	●	●	●	
イソプロピルメチルフェノール	●	●	●	●	●
グリチルリチン酸ニカリウム					●
グリチルレチン酸		●			
パンテノール			●	●	
ジフェンヒドラミン塩酸塩			●	●	●
アラントイン		●	●	●	
クロタミトン	●	●			
リドカイン					●
l-メントール	●	●	●	●	

▶ 頭皮のかゆみやフケに用いる薬用シャンプー・リンス（医薬部外品）

※成分名は配合されている有効成分

	コラージュフルフルネクストシャンプー	コラージュフルフルネクストリンス	コラージュフルフルプレミアムシャンプー	コラージュフルフルスカルプシャンプー	メディクイックH頭皮のメディカルシャンプー
ミコナゾール硝酸塩	●	●	●	●	●
ピロクトンオラミン	●				
緑茶乾留エキス			●		
グリチルリチン酸ニカリウム					●

体臭を解消・予防する商品の成分早見表

　ここでは、医薬部外品として販売されている代表的な商品（主に、殺菌成分や収れん成分を含む）を掲載します。

▶ デオドラント剤（医薬部外品）

※成分名は配合されている有効成分

	H・ミッテルクリーム	メンソレータム リフレア デオドラントリキッド	メンソレータム リフレア デオドラントジェル	メンソレータム リフレア デオドラントクリーム	特製エキシウクリーム	エキシウS
イソプロピルメチルフェノール	●	●	●	●		
パラフェノールスルホン酸亜鉛	●					
ベンザルコニウム塩化物		●	●	●		
乾燥硫酸アルミニウムカリウム					●	
クロルヒドロキシアルミニウム						●
酸化亜鉛					●	
無水硫酸亜鉛					●	

▶ 薬用石鹸、薬用ボディソープ（医薬部外品）

※成分名は配合されている有効成分

	コラージュフルフル 液体石鹸	コラージュフルフル 泡石鹸	クリアレックスWi	ピロエース石鹸	透明レスタミン石鹸	ブテナロック 足洗いソープ	デオコ 薬用ボディクレンズ
ミコナゾール硝酸塩	●	●					
イソプロピルメチルフェノール	●	●	●	●	●		●
サリチル酸						●	
ジフェンヒドラミン塩酸塩				●	●		
グリチルリチン酸二カリウム			●			●	●

抜け毛・薄毛

抜け毛・薄毛の悩みの相談の特徴

- 加齢による薄毛や抜け毛のほか、産後の抜け毛など若い世代からの相談もある。
- 脱毛症はタイプがさまざまで複雑。相談にはデリケートな対応が求められる。
- 育毛剤は種類が多く、商品の特徴や効果がわかりにくい。
- 頭部白癬（しらくも）などの皮膚疾患による脱毛など、病的な要因があるケースも。

　抜け毛・薄毛の悩みはとてもデリケートで、詳しい症状について相談されることは多くありません。とはいえ、市販されている育毛剤の種類は多く、価格の差も大きいため、商品の効果や違いについて質問されることがしばしばあります。

　また、抜け毛や薄毛は男性に限った悩みではなく、産後の抜け毛や、中高年の薄毛などで女性から相談を受けることもあります。短期間では解決しにくい悩みでもあり、食生活やヘアケアの見直しなども行いながら、時には医療機関での診断や治療が必要になることもあります。

抜け毛・薄毛の要因と種類

　人間の頭髪は常に生え替わっていて、通常は1日に50〜100本ほど抜けても問題はないとされています。しかし、**頭皮の状態、加齢や遺伝的要因、ストレス、食生活、ホルモンバランスの乱れ**などによって、髪の毛が薄くなってしまうことがあります。

　薄毛は、頭髪の量が減って地肌が見えてしまうような状態で、大きく分けて**本数は変わらないまま毛が細くなる**タイプと、**抜け落ちて本数が減ってしまう**タイプがあります。日本人男性の約3割が薄毛に悩んでいるともいわれ、ここ数年は女性の薄毛の悩みも増加しています。

　寝返りができない赤ちゃんなどは、後頭部とシーツがこすれることで、その部位だけ薄毛になってしまうことがありますが、大人の場合も、ヘルメットや帽子などによる物理的刺激によっ

て、抜け毛が生じやすくなることがあります。頭皮の異常が抜け毛や薄毛に関与することもあるため、かゆみや湿疹、乾燥、フケなどの症状をともなっていないか確認することも大事です。

　また、円形脱毛症やストレスによる急激な脱毛、病気の影響による脱毛（甲状腺機能障害、貧血など）のように、店頭では原因が特定できないケースも多々あります。

▶壮年性脱毛症（男性型脱毛症）

　壮年性脱毛症は、男性ホルモンなどが髪の毛を「軟毛化」させるように働くのが原因で起こる脱毛症で、男性型脱毛症（AGA）ともいいます。一般的に、前頭部から頭頂部にかけて薄くなっていき、徐々に進行して薄毛の範囲が広がる**前頭型**や**M型**、頭頂部から薄くなっていく**頭頂型**などがあります。

　早い人では、20歳代前半から薄くなっていくことがありますが、個人差があり、遺伝的な要素に加え、喫煙、紫外線、ストレス、食事や生活習慣などの影響も大きいといわれます。薄毛の進行に気づいたら、なるべく早期に治療を始めたほうが効果を得やすいとされています。

▶壮年性脱毛症の脱毛・薄毛のパターン

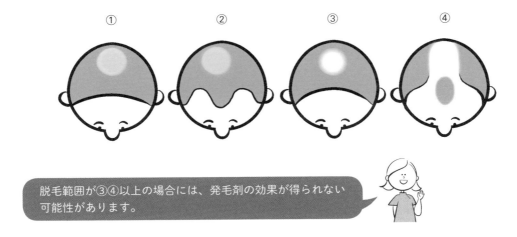

脱毛範囲が③④以上の場合には、発毛剤の効果が得られない可能性があります。

▶びまん性脱毛症

　びまん性脱毛症は、中年（更年期）以降の女性に多く、加齢やストレス、ホルモンバランスの乱れなどが要因とされています。男性型の脱毛症と違って、頭髪全体が均等に薄くなりますが、髪の毛のコシやハリ、ボリュームがなくなったと悩むケースや、分け目やつむじのあたりが薄くなってしまったことを気にして相談に来られるケースもあります。

▶ 産後の脱毛

　産前産後のホルモンバランスの乱れや、分娩による消耗、産後の育児疲労など、要因はさまざまですが、「産後に抜け毛が増えた」という相談を受けることがあります。

▶ 脂漏性脱毛症（粃糠性脱毛症）

　脂漏性脱毛症は、皮脂分泌の異常によって毛根の活動が悪くなることで起こる脱毛症で、炎症や感染が起きてかゆみやフケが生じたり、白っぽい糠（ぬか）のようなものが患部につく様子から、粃糠（ひこう）性脱毛症ともいわれます。

▶ 円形脱毛症

　名称の通り、コインのように円形状に毛が抜け落ちる脱毛症です。ストレスが引き金になることがありますが、自己免疫も関係しているとされています。脱毛は1か所だけでなく、頭部に多発するケースや、頭部全体で髪の毛が抜けることもあります。

抜け毛・薄毛の治療法

　まずは、原因を特定することが大事です。店頭では診断できませんから、症状が重い場合は専門の医療機関の受診をおすすめしましょう。

▶ 頭皮に感染症や炎症がある場合

　脂漏性皮膚炎や頭部白癬など、頭皮に皮膚の炎症や感染症が見られる場合は、**炎症を鎮める成分や抗真菌成分、殺菌成分などを含む外用薬**を用います。また、炎症のもとになっているものや刺激の要因になっているものがあれば、それらを取り除く必要もあります。

▶ 頭皮以外に原因がある場合

　大人の男性に起こる壮年性脱毛症（男性型脱毛症）の場合は、医療機関で内服薬や外用薬が処方されたり、植毛や増毛、レーザー治療などのさまざまな治療法があります。気になる人は、専門医に相談していただくといいでしょう。

　壮年性脱毛症に有効な市販薬としては、**ミノキシジルを主成分とする発毛剤**がメジャーです。そのほか、円形脱毛症や産後の抜け毛、びまん性脱毛症などに使用できる医薬品の発毛促進剤や育毛剤も市販されており、選択肢として提案することもあります。

抜け毛・薄毛

抜け毛・薄毛に用いる外用薬の種類と特徴

　抜け毛や薄毛に用いる市販の外用薬には、主に発毛剤と発毛促進剤の2つがあります。**「発毛剤」として認められている成分はミノキシジルだけ**で、「発毛」と「抜け毛の進行予防」の両方の効果が確認されています。市販薬では「リアップ」（大正製薬）が代表的な商品ですね。

　ミノキシジルは、当初、高血圧症治療の内服薬の成分としてアメリカで使用されていましたが、治療中の患者の髪の毛の量が増えることが認められ、発毛剤の成分として開発が進められた経緯があります。そのため、**血圧に影響する可能性があり、高血圧や高齢の人の使用には注意が必要です。妊娠中や授乳中の人も使用できません。**

　発毛促進剤は、**カルプロニウム塩化物水和物やエストラジオール**（女性ホルモン）などを主成分とした商品が大半です。頭皮の血行を促進して発毛を促したり、生えにくくなった毛根の発毛環境を整えるもので、充分な栄養と酸素を届けることで、抜け毛を予防する目的（第二類医薬品や第三類医薬品として販売）で使用されます。また、抗ヒスタミン成分や殺菌成分、ステロイド成分などを配合し、頭皮のかゆみなどに対応しているものもあります。
「更年期になって頭頂部が薄くなったように感じる」「分け目の薄毛が気になる」「髪の毛が細くなり、ボリュームがなくなった」など女性特有の悩みに特化した育毛剤や、医薬部外品として販売されている育毛剤は、男性向け・男女兼用・女性向けと、種類や用途が多様です。

> そのすべてを把握するのは難しいかもしれませんが、成分名やその作用を知っておくことで、商品理解が深まります。

▶ 発毛剤、発毛促進剤、育毛剤の分類や用途

	育毛剤	発毛促進剤	発毛剤
分類	医薬部外品	医薬品	医薬品
用途	抜け毛の予防	発毛促進、育毛、脱毛（抜け毛）の予防	薄毛の治療
対象	健康な人	壮年性脱毛症、円形脱毛症、びまん性脱毛症、粃糠性脱毛症、病後・産後の脱毛などで悩んでいる人	壮年性脱毛症の人

抜け毛・薄毛の外用薬（医薬部外品を含む）に配合される成分

発毛を促す成分

主な成分名	ミノキシジル
作用	毛包に直接作用し、細胞の増殖やタンパク質の合成を促進する

発毛促進成分

主な成分名	カルプロニウム塩化物水和物、など
作用	血行を促進して発毛を促し、抜け毛を予防する

抗炎症成分

主な成分名	グリチルレチン酸、グリチルリチン酸二カリウム、グリチルリチン酸モノアンモニウム、など
作用	皮膚の炎症を鎮める

皮膚の機能改善を促す成分

主な成分名	パントテニールエチルエーテル、パントテン酸カルシウム、ニコチン酸アミド、など
作用	頭皮や頭髪の健康維持を助ける

毛母細胞、毛乳頭へ作用する成分

主な成分名	チクセツニンジンチンキ、アデノシン、t-フラバノン、など
作用	毛根の毛乳頭細胞を活性化して、発毛を促進する

女性ホルモン成分

主な成分名	エストラジオール安息香酸エステル、エチニルエストラジオール、など
作用	ホルモンバランスを取り戻す。過剰な皮脂分泌を抑制し、抜け毛を抑える

皮脂の分泌を抑制する成分

主な成分名	ピリドキシン塩酸塩（ビタミンB6）、カシュウチンキ、など
作用	過剰な皮脂の分泌を抑え、抜け毛を予防する働きがある

抜け毛・薄毛

ステロイド成分	
主な成分名	ヒドロコルチゾン、など
作用	皮膚の炎症を鎮める

血行促進成分	
主な成分名	トコフェロール酢酸エステル、センブリエキス、など
作用	頭皮の血行を促進する

局所刺激成分	
主な成分名	l-メントール、など
作用	清涼感や爽快感を与える

殺菌成分	
主な成分名	ヒノキチオール、レゾルシン、ピロクトンオラミン、など
作用	殺菌、抗菌作用によりフケを抑え、頭皮を清潔に保つ

▶ 頭髪以外の体毛に作用する外用薬やOTCで唯一の内服薬

テストステロン（男性ホルモン）を主成分とした外用薬で、眉毛やヒゲ、胸毛、脇毛、陰毛など、頭髪以外の部分の体毛の生育を促進する市販薬（登録販売者制度のスタート後に第一類医薬品に移行）や、OTCでは唯一の発毛促進を目的とした内服薬など、非常に珍しい商品もあります。

ミクロゲン・パスタ （第一類医薬品）	・2種のテストステロン（メチルテストステロン、プロピオン酸テストステロン）を配合したクリームタイプの外用育毛剤 ・眉毛、ヒゲ、胸毛、脇毛、性毛など、頭髪以外の部分に生えるべき硬毛の生育促進に使用 ・頭髪には使用できない
ハツモール内服錠 （第二類医薬品）	・脱毛症に対して効果のある生薬やビタミン等を配合した医薬品 ・毛乳頭内部の血行を促進し、栄養障害を改善することで発毛を促す

聴き取りのポイント

▶ 使用者の確認

年齢	15歳未満の小児	使用できない商品がある
	20歳未満	ミノキシジル配合の発毛剤は20歳未満は使用不可
	高齢者	・血圧に影響する可能性があるため ・生理機能が低下している可能性があり、使用量を減らすなどの注意が必要
性別	・女性がミノキシジル配合の発毛剤を使用する場合は、1%配合の商品を使用（日本人女性における安全性が確認されていないため） ・ミノキシジル5%配合の商品は男性のみ使用可	
基礎疾患・既往歴	妊娠中または妊娠している可能性のある女性	かかりつけの産科医に相談 （妊婦は使用できない商品がある）
	授乳中	ミノキシジルは使用できない
	アトピー性皮膚炎（その他、これまでに医薬品や化粧品などでアレルギー症状を起こしたことがある）の人	かかりつけの医師に相談
	高血圧症、低血圧症、腎機能障害、心臓病など、医師の治療を受けている人	

▶ 症状の確認

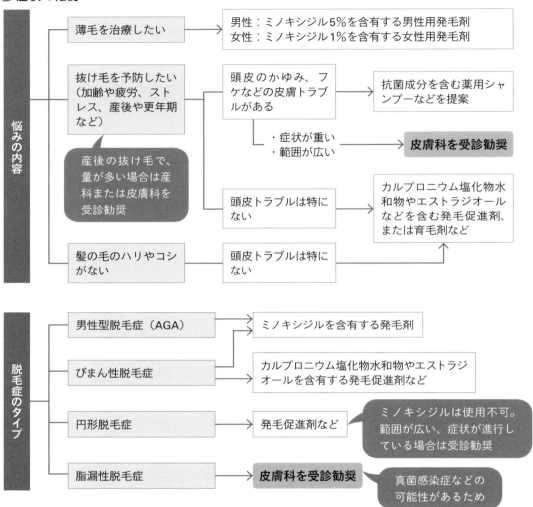

悩みの内容

薄毛を治療したい → 男性：ミノキシジル5％を含有する男性用発毛剤
女性：ミノキシジル1％を含有する女性用発毛剤

抜け毛を予防したい（加齢や疲労、ストレス、産後や更年期など）

産後の抜け毛で、量が多い場合は産科または皮膚科を受診勧奨

頭皮のかゆみ、フケなどの皮膚トラブルがある → 抗菌成分を含む薬用シャンプーなどを提案

・症状が重い
・範囲が広い → **皮膚科を受診勧奨**

頭皮トラブルは特にない → カルプロニウム塩化物水和物やエストラジオールなどを含む発毛促進剤、または育毛剤など

髪の毛のハリやコシがない → 頭皮トラブルは特にない

脱毛症のタイプ

男性型脱毛症（AGA） → ミノキシジルを含有する発毛剤

びまん性脱毛症 → カルプロニウム塩化物水和物やエストラジオールを含有する発毛促進剤など

円形脱毛症 → 発毛促進剤など

ミノキシジルは使用不可。範囲が広い、症状が進行している場合は受診勧奨

脂漏性脱毛症 → **皮膚科を受診勧奨**

真菌感染症などの可能性があるため

受診勧奨の目安

- ●頭皮に傷や湿疹、炎症、フケや強いかゆみなどがある
- ●頭皮がベタベタしている（もしくは乾燥が強い）
- ●脱毛の範囲が広い
- ●妊娠や出産にともなって脱毛している
- ●食欲低下や、うつ症状などの精神症状をともなっている
- ●医薬品の副作用によるものと思われる脱毛（抗がん剤など）
- ●アトピー性皮膚炎の診断を受けたことがある（もしくは治療中）
- ●市販の発毛剤・育毛剤などを使用しても症状が改善しない（もしくは薬剤にかぶれるなど症状が悪化している）

販売時のポイント

　抜け毛や薄毛の状態を聴き取り、まずは**皮膚の炎症や感染症と思われる症状がないか確認**しましょう。加齢やストレスなどによって抜け毛が増えることは珍しくありませんが、明らかに急に抜け毛が増えたり、気分の落ち込みや食欲低下が続いているなど、うつ症状をともなう場合は、医療機関で相談していただくようにします。

　ミノキシジル配合の発毛剤は、壮年性脱毛症以外の脱毛症（円形脱毛症、甲状腺疾患による脱毛など）の人や、原因のわからない脱毛症の人は使用できません。

　また、効果を早く得たいからと、**発毛剤とともに発毛促進剤や育毛剤を併用**しようとするケースや、**用法・用量を超えて使用**してしまうケースもしばしば見受けられます。皮膚のかぶれやかゆみなどの副作用が発現しやすくなりますので、併用や使用方法に関する注意喚起も行いましょう。

> 頭皮のマッサージや、食事や生活習慣の見直しなどの養生法についても情報提供してみてください。スカルプケアのシャンプーなど、関連したヘアケア製品の知識があると、さらに役立ちます。

抜け毛が増えてきた ……………………………………………… 【30代、男性】

お客様 最近、抜け毛が増えているような感じがして……。抜け毛に効く育毛剤って、どんなものがありますか？

販売者 抜け毛の要因はいくつかありますが、AGAと呼ばれる男性型脱毛症を治療する発毛剤の「リアップ」などのほか、医薬品の発毛促進剤や薬用の育毛剤などがございます。これまで、どれかお使いになったことはございますか？

お客様 一度も使ったことがないんです。

販売者 立ち入ったことをお聞きして申し訳ないのですが、抜け毛のほかに、たとえば髪の毛が細くなっている感じや、おでこが広くなっている感じ、頭頂部が薄くなっているような感じはございますか？

お客様 それはありません。ただ、シャンプーした時に、少し抜け毛が増えたように感じて、気になっています。

販売者 そうでしたか。抜け毛の要因は、男性型脱毛症のほかにも、頭皮の皮脂トラブルなどのケースもあるのですが、頭皮のかゆみやフケなどの症状もございませんでしょうか？

お客様 少し脂っぽい感じはありますが、かゆみやフケはありません。

販売者 承知いたしました。それでは、こちらの「カロヤン プログレ EXO」はいかがでしょうか？ **過剰な脂の分泌を抑えたり、毛根の血流を促進して抜け毛を予防する、医薬品の発毛促進剤**になっております。

お客様 試しに、1か月くらい使ってみようと思います。

販売者 かしこまりました。1日2回、頭皮にすり込むようにマッサージしてお使いください。1か月ほど使用しても抜け毛が減らない場合は、原因を明確にするためにも、一度皮膚科を受診されるとよいかと思います。

お客様 わかりました。

> 男性型脱毛症による薄毛の治療をご希望の場合は、ミノキシジル配合の発毛剤が選択肢となる。販売は薬剤師が対応。

> 頭皮のかゆみやフケがある場合には、殺菌成分を配合した薬用シャンプーなども選択肢に。

解説 ....

　AGA（男性型脱毛症）による薄毛の治療をご希望の場合は、ミノキシジル配合の発毛剤が有効ですが、抜け毛の予防などが目的の場合は、頭皮トラブルの有無などを確認し、発毛促進剤なども選択肢になります。かゆみやフケがある場合には、薬用シャンプーとの併用を提案することもあります。

> ●「カロヤン プログレEXO」は、地肌がオイリーな人向け。成分はカルプロニウム塩化物水和物、チクセツニンジンチンキ、カシュウチンキ、ピリドキシン塩酸塩、ヒノキチオール、パントテニールエチルエーテル、l-メントール。

髪の毛のハリがなくなってきた..【50代、女性】

お客様　髪の毛のハリがなくなって、抜け毛も増えてきた感じがするので、育毛剤を使ってみたいのですが……。

販売者　髪の毛のハリや抜け毛が気になっていらっしゃるのですね。<u>頭皮のかゆみやフケなど、ほかに気になる症状はございませんか？</u>

お客様　それはありません。

販売者　承知いたしました。いつごろからハリがなくなってきたり、抜け毛が増えたとお感じになりましたか？

お客様　半年くらい前だと思います。<u>更年期症状が落ち着いてきて、体調はよくなったと感じているんですが、今度は髪の毛のハリや抜け毛が気になっています。</u>

販売者　そうでしたか。抜け毛の要因はいくつかあるのですが、女性の場合は、女性ホルモンの減少などによって、抜け毛が増えたりすることがございます。薬用の育毛剤の中には、女性ホルモンの成分を配合した女性向けの製品もございます。

お客様　頭皮の乾燥も少し気になるので、育毛剤でケアしたいです。

販売者　承知いたしました。それでは、こちらの「コラージュフルフル育毛ローション」はいかがでしょうか？　**女性ホルモンや頭皮の血行を促すビタミンEや生薬エキス、頭皮をやわらかくする成分などを配合しています。**

> 頭皮の皮脂トラブルなどが要因となり、抜け毛が増えることもあるため、かゆみやフケの有無も確認する。

> 更年期以降、女性ホルモンの減少により、髪の毛のハリやボリュームの低下を自覚する女性は多い。

抜け毛・薄毛

（お客様）　じゃあ、それをしばらく、毎晩使ってみようと思います。

（販売者）　**ボトルの先を直接頭皮につけて塗布できるようになっております**
ので、就寝前などに頭皮全体に10か所ほどつけて、指で揉み込む
ようにマッサージしていただくとよいかと思います。1か月ほど使
用しても抜け毛などが改善しない場合は、またご相談くださいま
せ。

（お客様）　わかりました。

> 使い方なども具体
> 的にお伝えする。

解説

　分け目や頭頂部の薄毛が目立ちつつあるようなら、ミノキシジル配合の女性向け発毛剤
も選択肢になります。ボリュームの低下は、スカルプケア用のシャンプー・リンスなどの
使用で改善することもあるので、育毛剤とともに薬用シャンプーなどの提案も有効です。

●「コラージュフルフル育毛ローション」（医薬部外品）の有効成分は、エチニルエストラ
　ジオール、酢酸トコフェロール、サリチル酸、センブリエキス。同シリーズには、同じ成
　分構成のスプレー、フォームもある。

抜け毛や薄毛を改善する外用薬の成分早見表

▶ 代表的な発毛剤・発毛促進剤（医薬品）

	発毛剤						発毛促進剤						
	リアップX5プラスネオ	リアッププラス	リアップジェット	リアップ	リアップリジェンヌ	スカルプDメディカルミノキ5	ハツモールヘアーグロアーS	ハツモールSP無香料	カロヤンS	カロヤンプログレEXO	カロヤンプログレEXD	NFカロヤンガッシュ	NFカロヤンアポジカΣ
ミノキシジル	●	●	●	●	●	●							
エストラジオール安息香酸エステル							●						
カルプロニウム塩化物水和物									●	●	●	●	●
ヒドロコルチゾン							●						
グリチルレチン酸	●												
パントテン酸カルシウム							●						
パントテニールエチルエーテル		●	●		●				●	●	●	●	●
ジフェンヒドラミン塩酸塩	●						●		●		●		
ヒノキチオール	●						●		●	●	●	●	●
レゾルシン							●						
サリチル酸							●	●	●				
ピリドキシン塩酸塩	●						●			●			
トコフェロール酢酸エステル	●	●	●		●		●		●				
チクセツニンジンチンキ										●	●	●	●
カシュウチンキ										●		●	●
トウガラシチンキ							●						
ℓメントール	●	●	●		●		●	●	●	●	●	●	●

▶ 代表的な育毛剤（医薬部外品）

※成分名は配合されている有効成分

	薬用アデノゲンEX	薬用不老林 頭皮用育毛料	フレッシュリアップ薬用育毛トニック	カロヤンジェット無香料	カロヤンジェット無香料スーパークール	カロヤンジェット無香料フレッシュ	スカルプDボーテメディカル エストロジースカルプセラム	コラージュフルフル育毛ローション	コラージュフルフル育毛スプレー	サクセス 薬用育毛トニック 無香料
エチニルエストラジオール							●	●	●	
グリチルレチン酸	●									
グリチルリチン酸二カリウム				●	●	●	●			
グリチルリチン酸モノアンモニウム		●								
アデノシン	●									
t-フラバノン										●
パントテニールエチルエーテル	●	●	●							
ヒノキチオール		●					●			
ピロクトンオラミン				●	●	●				●
サリチル酸								●	●	
ニコチン酸アミド		●								●
ビタミンE誘導体		●								
トコフェロール酢酸エステル			●	●	●	●		●	●	
センブリエキス		●	●	●	●	●		●	●	
l-メントール	●				●	●				

消毒薬

コロナ禍で注目された消毒薬

- 手指の消毒、調理器具や食器類、テーブルやドアノブの消毒など、用途に応じた商品選択や希釈濃度などの情報提供が重要。
- 製品によっては、傷の消毒に使用できるもの・できないもの、人体に使えないものがある。
- 湿潤療法が主流になりつつある影響で、「傷は消毒しない」が一般にも浸透してきている。
- 「殺菌」「消毒」という表示ができる商品は医薬品や医薬部外品のみ。

　切り傷やすり傷などの外傷に対して消毒薬を使わず、かさぶたを作らない**湿潤療法**が、2000年あたりから徐々に傷の手当ての常識になってきました。それにともなってか、消毒薬の売れ行きが減少したように感じられましたが、2020年の新型コロナウイルスの感染拡大をきっかけに大きく注目されるようになりました。

　市販の消毒用エタノールがあっという間に品薄・品切れとなったことで、ほかの消毒薬やキッチン用漂白剤までもが店頭の棚から消えました。コロナ禍によって消毒薬の種類や性質、用途などについて勉強する機会が増えた登録販売者も多いのではないでしょうか。

消毒に関する用語

　医薬品や医薬部外品に限らず、洗濯用洗剤や住宅用洗剤、キッチン用洗剤などの雑貨品にも、パッケージに「抗菌」や「除菌」の文字がついた製品があり、店頭でその違いについて質問されることがあるかもしれません。まずは、「消毒」「除菌」「殺菌」「抗菌」「滅菌」などの意味について整理します。

▶ 細菌とウイルスの違い

　細菌は細胞を持ち、栄養を摂ってエネルギーを生産し、細胞分裂を繰り返して生存・増殖することから**生物**とされており、「殺菌」「除菌」などの言葉を使います。一方で、ウイルスには細胞がなく、栄養を摂ったり、エネルギーの生産や自力での増殖ができないため、生物とはいえないという考えもあります。

　そのことから、ウイルスの場合は「菌を殺す」のような表現は適当ではないとされ、その構造を破壊する・感染力を失わせるという意味で、**「不活化」「不活性化」**などの用語で表現するのが一般的です。

▶ 消毒とは?

　消毒とは、**病原性の微生物を死滅もしくは除去させ、無毒化・不活性化させる**ために行う処置を指し、一般的には「殺菌」と同じような意味合いで使われることもあります。細菌やウイルスなどを、人体にとって害のない程度に減らす、もしくは感染力を失わせたりするもので、必ずしも完全に死滅させるものではありません。

　従来から推奨されている手指の消毒方法として、**石鹸やハンドソープによる手洗い**があります。また、**薬品による消毒**のほか、**煮沸消毒**や**紫外線消毒**、**日光消毒**などの方法もあります。

　雑貨品では「消毒」の表記をすることができませんが、キッチン用や洗濯用の漂白剤などの一部の製品には、実際に細菌やウイルスを無毒化できるものもあります。

▶ 除菌とは?

　除菌は、**菌やウイルスの数を化学的・物理的に減らすこと**を指します。厳密には「菌」に対して使われる言葉で、ウイルスに対して使う言葉ではないのですが、除菌の定義として減らす菌やウイルスの種類を明確に決めているわけではないため、パッケージに「ウイルスを除菌」などと表示されている雑貨品もあります。

　また、菌を殺すのではなく除去することを指すため、石鹸で手を洗う、洗剤で食器を洗う、お風呂場を掃除する、テーブルをウエットシートで拭き取ることなども、広い意味では除菌に含まれます。

　ウエットシートやキッチン用スプレーなどの雑貨品にも、アルコール（エチルアルコール）が配合されている商品は多いですね。アルコールはほとんどの細菌を除菌できますが、一部のウイルスには効果がないことがわかっています。そのため、**用途に応じた商品選択**が重要です。

▶ 殺菌とは?

　殺菌とは、文字どおり「菌を殺すこと」を指します。ただし、「どの程度を殺菌できたか?」などの数や割合、病原体の種類については定義が明確ではありません。つまり、死滅したのが一部であっても「殺菌した」と謳うことができ、効果を完全に保証するものではないのです。殺菌も除菌の概念に含まれますが、「殺菌」という表示ができるのは「医薬品、医療機器等の品質、有効性及び安全性の確保等に関する法律」の対象となる**医薬品・医薬部外品のみ**で、洗剤や漂白剤などの雑貨品では表示できません。

▶ 抗菌とは?

　抗菌とは、**菌の増殖を抑えること**を指します。菌を殺したり、減少させたりするのではなく、菌が住みにくい環境を作るということです。スリッパやハンカチ、ぬいぐるみ、靴下、便座カバーなど、「抗菌加工」を謳う製品は多数ありますが、経済産業省の「抗菌加工製品ガイドライン」では、「**当該製品の表面における細菌の増殖を抑制すること**」とされており、**ウイルスはその定義に入っていません。**

> 抗菌と似た印象の用語に「抗カビ(防カビ)」があります。抗カビは真菌(カビ)の増殖を抑えることを指すとされています。抗菌も抗カビも商業用語で、表示にあたっては業界指針や製品認証基準などがあります。エアコンや空気清浄機、洗濯機、食洗機などの生活家電でも、「除菌」「抗菌」と表示する製品が増えていますが、やはり業界団体などが定める基準をクリアした上で、試験方法や試験結果などを記載することが求められています。

▶ 滅菌とは?

　滅菌とは、**有害か無害かを問わず、対象物に存在している菌やウイルスなどの微生物の数を、限りなくゼロに近づけること**を指します。日本薬局方では、「滅菌前の状態から、微生物の数を100万分の1以下に減らすこと」をもって滅菌と定義しており、「除菌」「殺菌」「抗菌」「滅菌」の中でもっとも厳しいものです。

　また、生きている人の体(生体)を無菌にすることは現実的には難しいため、「滅菌」は主に滅菌ガーゼなどの医療機器・用具に対して使われる用語です。

用語	定義	使用するもの
殺菌	菌を殺すこと	医薬品・医薬部外品のみ（消毒剤、薬用石鹸、など）
除菌	菌やウイルスを取り除いて、その数を減らすこと	スプレー、ジェル、ウエットシート、洗剤、など
滅菌	菌やウイルスといった微生物の数を限りなくゼロに近づけること	医療現場で使用する製品（滅菌ガーゼ、滅菌コットン、注射器、手術用具、など）
抗菌	菌の増殖を抑えること	ハンカチ、靴下、便座、容器、スリッパ、パソコン用品、など

消毒薬の特徴と分類

　店頭では、手指消毒に使えるかどうかや、特定のウイルスに対して有効かどうかなど、家庭における感染予防対策について質問を受けることもあります。ここでは主に、一般的なドラッグストアで購入できる消毒薬（医薬品・医薬部外品）についてまとめます。

▶ 消毒薬の化学的な分類

分類	成分名
アルコール系	エタノール（エチルアルコール）、イソプロパノール（イソプロピルアルコール）、エタノール・イソプロパノール配合製剤
ヨウ素系	ポビドンヨード、ヨードチンキ
塩素系	次亜塩素酸ナトリウム※
第四級アンモニウム塩系	ベンザルコニウム塩化物、ベンゼトニウム塩化物
ビグアナイド系	クロルヘキシジングルコン酸塩
酸化剤系	オキシドール
色素系	アクリノール水和物
フェノール系	フェノール、クレゾール石ケン液
アルデヒド系	ホルマリン

両性界面活性剤系	アルキルジアミノエチルグリシン塩酸塩

※次亜塩素酸ナトリウムは、家庭用漂白剤（「ハイター」「キッチンハイター」など）や「ミルトン（液体タイプ）」の成分。

▶ エタノールとイソプロパノールの違い

　同じアルコール系のエタノールとイソプロパノールは、消毒効果そのものには大きな差はないといわれていますが、ノロウイルスやアデノウイルスに対しては、イソプロパノールはエタノールより効果が劣るとされています。

　また、エタノールには酒税がかかりますが、イソプロパノールは飲用不可のアルコールであるため、酒税がかからず価格が安価であるというメリットも。ただし、イソプロパノールの毒性はアルコールの2倍と高く、脱脂作用もエタノールより強いため、安全性という視点で見ると、エタノールのほうがおすすめといえます。

▶ 3つのエタノール

　エタノールは、アルコール濃度の高い順に、次の3つに分類されます。

無水エタノール （99.5 vol%以上）	・水分をほぼ含まない純度の高いエタノール ・エタノールは空気中の水分を吸収しやすい性質があり、無水エタノールでも純度100％にはならない ・洗浄力が高く、あっという間に蒸発するため、手指の消毒には適さないが、水拭きができない電気製品や機器などの掃除に使用される（精製水を加えて75〜85 vol%になるように希釈すると、手指の消毒にも使用可能） ・精油を水に溶けやすくするための溶剤としてよく使われる
エタノール （95.1〜96.9vol%）	・無水エタノール同様、清掃用や自家製化粧品の原料などの用途で使われる ・精製水で濃度を調整して、手指消毒に用いることもできる
消毒用エタノール （76.9〜81.4vol%）	・消毒効果がもっとも高い濃度 ・消毒が目的の場合は、精製水で希釈する必要がないため使いやすい

消毒薬

▶ 燃料用アルコール

　燃料用アルコールの正式名称は「**メチルアルコール**」で、アルコールランプやコーヒーサイフォンなどの燃料として使われます。消毒用として使われる**エチルアルコールとは、まったく別のもの**です。メチルアルコールは人体に有害で、手指や皮膚の消毒には使えません（エタノールの代用として使用できない）。また、万が一大量に飲用すると、吐き気やめまい、意識障害、失明などの症状が出て、最悪の場合は死に至ることもあります。

▶ 用途別で消毒薬を選ぶ（人の消毒・物品の消毒）

　消毒薬は、「どんな目的で、どこを（何を）消毒したいのか？」「人に使うのか？」「物品を消毒したいのか？」など、用途についてお客様に確認することも大事です。

○手指や皮膚の消毒（ピアスの穴、インスリンの注射部位などの消毒、感染予防のための手指消毒など）
○創傷部位（皮膚・粘膜）の消毒
○患者の排泄物（便や吐瀉物、痰など）の消毒
○金属器具（包丁、スプーンなどの調理器具、金属製のおもちゃ、ドアノブなど）の消毒
○非金属器具（生活家具、まな板、箸、食器類、新生児の哺乳瓶など）の消毒
○住居環境などの消毒
○屋内：水害などによって汚水につかった壁面や床、家財道具など
○屋外：腐敗物が漂着した場所、し尿や下水が溢れた場所など

　うがい薬などのように、その都度水で薄めて使用する製品もあります。用途によって希釈濃度が異なる場合があるので、お客様には製品の効能・効果を必ず読んで、用法・用量を厳守していただきましょう。

　また、原液に触れてはいけない製品（クレゾール石ケン液など）などもあります。使用方法や取り扱いについての情報提供を、忘れずに行いましょう。

　ウイルスが付着した衣類などを除菌するには、家庭用洗濯洗剤の「塩素系漂白剤」が便利ですが、衣類の色や柄まで漂白されてしまうおそれがあります。また、塩素系の洗剤は酸性洗剤などのほかの洗剤と混ぜ合わせると有毒ガスが発生して危険なため、取り扱いには注意が必要です。

○：使用可能　△：希釈濃度などに注意して使用　×：使用不可

消毒薬	手指・皮膚	創傷部位		排泄物	金属器具	非金属器具	環境
		皮膚	粘膜				
エタノール（エチルアルコール）	○	×	×	×	○[※1]	○[※2]	×
イソプロパノール（イソプロピルアルコール）	○	×	×	×	○[※1]	○[※2]	×
エタノール・イソプロパノール配合製剤	○	×	×	×	○[※1]	○[※2]	×
ポビドンヨード	○	○	○	×	×	×	×
ヨードチンキ	○	○	○	×	×	×	×
次亜塩素酸ナトリウム	×	×	×	○	×	○	○
ベンザルコニウム塩化物	○	○	○	△	○[※1]	○[※2]	○
ベンゼトニウム塩化物	○	○	○	△	○[※1]	○[※2]	○
クロルヘキシジングルコン酸塩	○	○	○	×	○[※1]	○	○
オキシドール	×	○	○	×	×	×	×
アクリノール水和物	○	○	○	×	×	×	×
フェノール	△	×	×	○	△	△	△
クレゾール石ケン液	△	×	×	○	△	△	△

※1：長時間浸漬時によって、金属が錆びてしまうことがある。

※2：ゴム、樹脂製品などを変質・変色させることがある。

▶ 細菌・ウイルスへの対応の目安と注意事項

　これまでも、夏の食中毒予防やウイルス性胃腸炎の家族間での感染予防対策などについて、店頭で具体的な情報提供を求められることが時々ありました。しかし、昨今はコロナ禍によって消費者の感染予防に対する関心が高まり、特定のウイルスなどに関する質問を受ける機会も増えてきたのではないでしょうか。ここでは、家庭における一般的な感染予防対策の目安や注意事項を簡単にまとめます。

○：有効　×：無効
△：効果を得にくいが、高濃度や時間をかければ有効となる場合がある

成分・特徴	一般細菌	新型コロナウイルス	インフルエンザウイルス	ノロウイルス	ロタウイルス	注意事項
消毒用エタノール イソプロパノール	○	○	○	×	×	・引火性あり ・室内噴霧はしない ・手指消毒、金属器具の消毒などに使用 ・脱脂作用により肌荒れが起きやすい ・創傷部位や粘膜に使用しない ・アルコール過敏症の人は使用を避ける
次亜塩素酸ナトリウム	○	○	○	○	○	・人体には使用せず、物品の消毒に用いる ・使用する際に目や口に入らないよう注意 ・消毒液に接触後は充分に手洗いを行う ・規定の希釈濃度や浸漬時間を守る ・換気を充分に行う ・酸性のものと混ぜると有毒ガスが発生して危険 ・金属に使用すると腐食する可能性がある ・一部のプラスチックやゴムを劣化させる ・衣類の色や柄が漂白される（色落ち）
ベンザルコニウム塩化物 ベンゼトニウム塩化物	○	△	×	×	×	・有機物や石鹸により効果が低下

▶ 喉・目の消毒

　風邪などの感染症予防や口臭の除去に用いる**「うがい薬」は、喉や口腔内を殺菌、消毒する目的で使用**します。代表的な成分はポビドンヨードです。ヨード系のうがい薬が苦手な人や、妊娠中の女性などには、殺菌成分の**セチルピリジニウム塩化物水和物**を主成分としたうがい薬（指定医薬部外品）が選択肢になります。うがい薬は、その都度水で薄めて使用するのが一般的です。

　目の消毒薬について相談を受けることは稀だとは思いますが、結膜嚢の洗浄・消毒に使用できる消毒薬として、市販薬では「**日本薬局方 ホウ酸**」があります。その都度、水で薄めて規定の濃度の消毒液を作り、脱脂綿などを用いて洗浄・消毒を行うのが一般的でしたが、洗眼薬が市販

されるようになってからは、ホウ酸を販売することはほとんどなくなりました。ただ、稀に高齢のお客様からホウ酸の希釈方法などについて質問を受けることはあります。

> 一般的な洗眼薬では、抗ヒスタミン成分や抗炎症成分、ビタミン類などの薬効成分を含んでいる製品が大半です。また、専用のカップで目の中だけでなく、瞼や目の周囲の皮膚も同時に洗浄するため、メイク中や外出先では使いにくい一面も。ホウ酸（1％）のみを配合した「ウェルウォッシュアイ」（参天製薬）など、目の中に入ってしまった花粉やハウスダスト、まつ毛や砂などを洗い流して除去する目的で販売されている点眼型の洗眼薬もあります。

Column　ホウ酸あれこれ

　ゴキブリを駆除する目的で作る、いわゆる「ゴキブリ団子」の材料にもなるホウ酸は、「人体に有害ではないのですか？」と質問されることがあります。ゴキブリ団子の材料には、日本薬局方ホウ酸ではなく、化学用ホウ酸が用いられるのが一般的です。ホウ酸は、ゴキブリに対して特異的に効果を発揮しますが、犬や猫などのペットや乳幼児に対しても注意が必要です。ペットや子どもが誤って食べたりしないよう注意喚起しましょう（ホウ酸は5gで幼児の致死量に達する）。

　また、眼科用の洗浄・消毒に用いることができるのは、原料を精製して製品化している日本薬局方ホウ酸で、**化学用ホウ酸は眼科用に使用することはできません。**

▶ 創傷部位の消毒

　外傷のページでも述べましたが、現在では「消毒をしない」「傷は乾かさない」「かさぶたを作らない」など、怪我の手当ての常識は大きく変化しています。そのため、怪我にともなう消毒薬の購入は以前より減少傾向ですが、ご高齢のお客様などは、長年の習慣から「どうしても消毒したい」と相談されることも少なくありません。殺菌成分や抗ヒスタミン成分、抗炎症成分などを配合した液体キズ薬は、現在も家庭での傷の常備薬として人気があります（例：マキロンs（第一三共ヘルスケア）、ムヒのきず液（池田模範堂）、ケーパイン消毒薬（万協製薬））。必要に応じて、傷の部位や状態を確認し、適切な情報提供を行うことが重要です。

消毒薬

▶効能・効果に「創傷面の殺菌もしくは消毒」が記載されている代表的な製品

ケンエー・アクリガーゼ（健栄製薬）

成分・分量	アクリノール水和物 0.2w/v％液 50ml ガーゼ（8cm×5cm）30枚
効能・効果	傷面の殺菌・消毒
用法・用量	患部にアクリガーゼをあて、油紙で覆って包帯

希ヨードチンキ（健栄製薬）

成分・分量	100ml中 ヨウ素3g含有 添加物：ヨウ化カリウム、エタノール
効能・効果	創傷面の殺菌・消毒
用法・用量	適量を1日数回患部に塗布

オキシドールＡケンエー（健栄製薬）

成分・分量	過酸化水素（H_2O_2）2.5〜3.5w/v％含有
効能・効果	すり傷、切り傷、刺し傷、かき傷、靴ずれ、創傷面の洗浄・消毒
用法・用量	1日数回患部に塗布またはガーゼ、脱脂綿などに浸して塗布

オキシドール（健栄製薬）

成分・分量	過酸化水素（H_2O_2）2.5〜3.5w/v％含有
効能・効果	傷の消毒・洗浄
用法・用量	そのままの液または2〜3倍に水で薄めた液を、脱脂綿、ガーゼなどに浸して患部を洗う

Column　　新型コロナウイルスの感染予防対策

　新型コロナウイルスの感染拡大にともない、感染予防を目的とした医薬品や医薬部外品、雑貨品など多種多様な商品が登場しました。また、さまざまな情報が飛び交い、消費者を混乱させた場面もありました。そんな中、注目を集めたものの1つに「次亜塩素酸水」があります。

　次亜塩素酸水にはいくつかの製法がありますが、**一定濃度の次亜塩素酸水が新型コロナウイルスの感染力を一定程度減弱させること**が、NITE（独立行政法人製品評価技術基盤機構）の検証により確認されています。次亜塩素酸水は、次亜塩素酸を主成分とする酸性の溶液で、**物品（人の手指ではない）**の消毒に用いられ、酸化作用により新型コロナウイルスを破壊し無毒化します。熱や日光に弱く、不安定な物質でもあるため、作り置きができないなど取り扱いにくい一面もあります。

　また、次亜塩素酸水は、**一般家庭では手作りすることができません**。台所用漂白剤などの主成分である「次亜塩素酸ナトリウム」を水で薄めても次亜塩素酸水にはならないのですが、名称が似ているために混乱を招いたケースも見受けられました。当初は、加湿器で次亜塩素酸水を噴霧している家庭や職場、施設などもありましたが、厚生労働省やWHO（世界保健機関）などから「人がいる状態での空間への噴霧は推奨しない」と発信されてからは落ち着いています。

　こうした混乱の背景には、消毒用エタノールの品薄や欠品によって、正規の消毒薬が手に入らない状況があったと思います。消毒用エタノールの代用品として、医薬品や医薬部外品ではないアルコールジェルや、アルコール度数70〜80度の蒸留アルコールも出回るようになったのも印象的でした。

　手指の消毒だけでなく、衣服やスマートフォン、イヤホン、鞄などの身の回り品、車の中、自宅のドアノブ、洗面所やトイレ、食器など、あらゆる物品の消毒方法について、現場の登録販売者は多様な質問を受けたのではないでしょうか。

　消毒薬の成分や、細菌・ウイルスなどの病原微生物についての知識は、登録販売者試験でもほとんど出題されないので、感染が拡大し始めた時期の対応は本当に大変だったと思います。ただ、新興感染症は今後も起きうるので、今回の経験が次にいかせるように、感染予防対策の知識を充分に勉強しておきましょう。

消毒薬

新型コロナウイルスに有効な消毒・除菌方法（一覧）

 経済産業省

> （独）製品評価技術基盤機構（NITE）が実施した有効性評価※の結果等を踏まえ、新型コロナウイルスに対して有効な消毒・除菌方法を紹介します。
>
> 詳細については厚生労働省・経済産業省・消費者庁特設ページをご覧ください。　🔍 新型コロナ 消毒　[検索]

従来から推奨してきた消毒方法

	主な用途
石けん・ハンドソープによる手洗い	手指
アルコール（60%以上95%以下）	手指／物品
熱水	物品
塩素系漂白剤等（次亜塩素酸ナトリウム 0.05%以上）	物品

※ このほかにも、新型コロナウイルスに対して有効な消毒・除菌方法が存在する可能性があります。

※ 対象物と接触させて消毒する場合の効果を評価したものです。

※ 手指消毒及び空間噴霧の有効性・安全性は評価していません。また、個別製品の評価ではありません。

今回の評価事業を通じて、あらたに有効性が確認された方法

家庭用洗剤等　物品*
（界面活性剤・第4級アンモニウム塩）

- ▶ 直鎖アルキルベンゼンスルホン酸ナトリウム (0.1%)
- ▶ アルキルグリコシド (0.1%)
- ▶ アルキルアミンオキシド (0.05%)
- ▶ 塩化ベンザルコニウム (0.05%)
- ▶ 塩化ベンゼトニウム (0.05%)
- ▶ 塩化ジアルキルジメチルアンモニウム (0.01%)
- ▶ ポリオキシエチレンアルキルエーテル (0.2%)
- ▶ 純石けん分（脂肪酸カリウム） (0.24%)
- ▶ 純石けん分（脂肪酸ナトリウム） (0.22%)

*手指には、家庭用洗剤は使わず、手指用製品を用いてください。

使用方法
- 住宅・家具用洗剤は、製品に記載された使用方法に従ってそのまま使う。

- 台所用洗剤は、100分の1に薄めて、（水500mlに小さじ1杯）きれいな布などに浸して拭き取る。

・有効な界面活性剤が含まれる「家庭用洗剤」の製品リストを公開しています。

次亜塩素酸水 (注1)　物品

拭き掃除に使うとき
- ▶ 有効塩素濃度80ppm（＝0.008%）以上のもの (注2)

※ジクロロイソシアヌル酸ナトリウムを水に溶かしたものは100ppm以上
※その他の製法によるものは、製法によらず、必要な有効塩素濃度は同じ
※元の汚れがひどい場合は200ppm以上が望ましい

流水で掛け流すとき
- ▶ 有効塩素濃度35ppm（＝0.0035%）以上のもの

使用方法
- 汚れをあらかじめ落としておく。十分な量の次亜塩素酸水で消毒したいモノの表面をヒタヒタに濡らし、拭き取る。

使用方法
- 汚れをあらかじめ落としておく。次亜塩素酸水の流水で、消毒したいモノに掛け流し、拭き取る。

（注1）「次亜塩素酸」を主成分とする酸性の溶液を言います。
（注2）拭き掃除に対応する条件（ウイルス：消毒液＝1：9）での検証試験結果を踏まえ、80ppm以上の利用を推奨しています。更に、同条件で有機物濃度を高めた場合の試験結果を踏まえて、汚れがひどい場合は200ppm以上を推奨しています。

NITEの有効性評価の詳細はウェブサイトをご覧ください。https://www.nite.go.jp/information/koronataisaku20200522.html

出典：経済産業省「新型コロナウイルスに有効な消毒・除菌方法（一覧）」2020年7月6日版

聴き取りのポイント

▶ 症状の確認

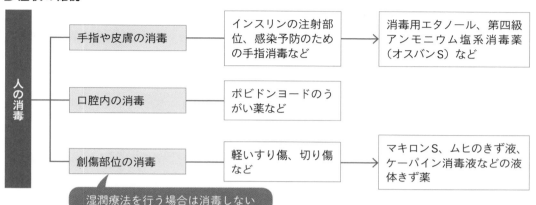

人の消毒

- 手指や皮膚の消毒 → インスリンの注射部位、感染予防のための手指消毒など → 消毒用エタノール、第四級アンモニウム塩系消毒薬（オスバンS）など
- 口腔内の消毒 → ポビドンヨードのうがい薬など
- 創傷部位の消毒 → 軽いすり傷、切り傷など → マキロンS、ムヒのきず液、ケーパイン消毒液などの液体きず薬

> 湿潤療法を行う場合は消毒しない

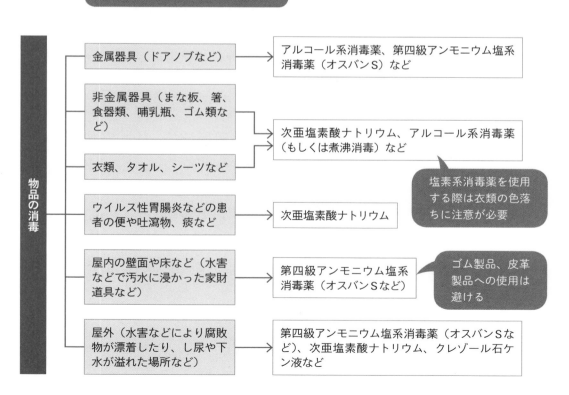

物品の消毒

- 金属器具（ドアノブなど）→ アルコール系消毒薬、第四級アンモニウム塩系消毒薬（オスバンS）など
- 非金属器具（まな板、箸、食器類、哺乳瓶、ゴム類など）→ 次亜塩素酸ナトリウム、アルコール系消毒薬（もしくは煮沸消毒）など
- 衣類、タオル、シーツなど → 次亜塩素酸ナトリウム、アルコール系消毒薬（もしくは煮沸消毒）など

> 塩素系消毒薬を使用する際は衣類の色落ちに注意が必要

- ウイルス性胃腸炎などの患者の便や吐瀉物、痰など → 次亜塩素酸ナトリウム
- 屋内の壁面や床など（水害などで汚水に浸かった家財道具など）→ 第四級アンモニウム塩系消毒薬（オスバンSなど）

> ゴム製品、皮革製品への使用は避ける

- 屋外（水害などにより腐敗物が漂着したり、し尿や下水が溢れた場所など）→ 第四級アンモニウム塩系消毒薬（オスバンSなど）、次亜塩素酸ナトリウム、クレゾール石ケン液など

消毒薬

消毒の目的や対象物を必ず確認しましょう。用途や対象物によって使用できる消毒薬が異なったり、希釈濃度や消毒に要する時間が異なる場合があります。また、「日光を避けて保管する」「火気の近くに置かない」「長期間の作り置きをしない」など、それぞれの製品の保管方法に関する情報提供も重要です。

過去に、消毒薬を使用してかぶれたことがある人や、アレルギー症状が出たことがある人は、その消毒薬の使用を避けます。また、アルコールには脱脂作用があるため、手指消毒などで連続して使用していると、手がガサガサに荒れてしまうことがあります。ハンドクリームなどによる保湿の重要性などもお伝えできるといいですね。

また、感染予防対策として消毒薬を使用する際には、経済産業省や厚生労働省、消費者庁などの公式ページを参照しつつ、最新の情報をお伝えするようにしましょう。

接客事例

ドアノブやトイレなどを消毒したい ‥‥‥‥‥‥‥‥‥‥‥‥‥‥【30代、女性】

お客様　家族が新型コロナに感染したので、家庭内の感染予防のためにテーブルやドアノブ、トイレなどを毎日消毒したいのですが、どんなものがいいでしょうか？

販売者　承知いたしました。テーブルやドアノブ、トイレなどの消毒でしたら、こちらの「オスバンS」が有効かと思います。**水で希釈して使用するのですが、アルコールと比較すると価格も経済的ですし、臭いもほとんどなく、引火性もありませんので、家庭内でも使いやすいかと思います。**

> 消毒用エタノールも有効だが、揮発性、引火性があり、価格も比較的高価などのデメリットもある。

お客様　成分はアルコールではないのですか？

販売者　はい。こちらは**ベンザルコニウム塩化物の10％溶液で、アルコール類とは違う種類の消毒薬**でございます。厚生労働省の公式サイトでも、0.05％以上で新型コロナウイルスの感染予防に有効であることが掲載されております。

お客様　使い方を教えてください。

販売者　**キャップが、1杯で5mlの計量カップになっておりまして、お水**

1ℓに対して、「オスバンS」をキャップ1杯で0.05％でございます。ドアノブやトイレの便座などに水溶液を噴霧して拭き取るか、雑巾などに染みこませて拭いていただいてもかまいません。

(お客様)　水溶液は保存できますか？

(販売者)　**水溶液は消毒効果が長持ちしませんので、作り置きはなさらずに、その都度お作りください。**また、**原液では使用せずに、必ず水で薄めてご使用**ください。石鹸類に触れると殺菌作用が弱くなりますので、洗面台などでは石鹸分を洗い流してからお使いいただくようお願いいたします。

(お客様)　わかりました。

> 希釈濃度を誤ると効果が得られないこともある。

> 保存についての注意点をお伝えする。

解説

　ベンザルコニウム塩化物は、手指消毒のほか、家具や食器類などの消毒にも用いることができます。テーブルなどの家具、トイレやドアノブの消毒には、0.05％溶液を使用。ベンザルコニウム塩化物10w/v％水溶液の場合、5mlを水で希釈して1000mlとすれば0.05％溶液（200倍希釈）となります。

　新型コロナウイルスの感染予防対策として、手指の消毒にも有効とされていますが、アルコールのように揮発しないため速乾性がなく、タオルなどで拭き取る必要があります。

> ●「オスバンS」は、ベンザルコニウム塩化物10w/v％水溶液。

アルコールの希釈と保存について知りたい …………【30代、女性】

(お客様)　無水エタノールを精製水で薄めて、消毒用のアルコールにしたいのですが、希釈のしかたを教えてもらえますか？

(販売者)　承知いたしました。消毒用アルコールとして使用する場合、**アルコールの濃度が80％程度である必要**がございますので、まず、**無水エタノールを約80ml量り取って、精製水を加えて全量を100mlに希釈**してください。

(お客様)　わかりました。手指の消毒用に自宅で使いたいのですが、希釈したアルコールは、ホームセンターなどで売っているプラスチックの

> 水とアルコールを混ぜると容積が収縮するため、この容量でピッタリ80％にはならないが、実用上は問題ない。

> 消毒薬

スプレー容器に保存しても大丈夫でしょうか？

販売者 **容器が溶けてしまうことがあるため、アルコールをプラスチック容器に移し替えることは推奨されておりません。** ただし、「高濃度のアルコール」に適応できるプラスチック容器もございます。その場合、アルコールに使用できる旨の表示がされているはずです。ただし、「アルコール可」であっても、**「高濃度のアルコールは不可」** となっている場合もありますので、製品表示は必ずご確認くださいませ。消毒用に用いるアルコールは、高濃度のアルコールに該当いたします。

> アルコールを保存できるかどうかの表示がない容器（フタやノズルも含む）は使用しない。

お客様 わかりました。プラスチック容器の中には使えないものもあるんですね。希釈したアルコールは、どれくらいの期間、保存できますか？

販売者 10日間ほどで使い切れる量を、その都度希釈してご使用いただくとよろしいかと思います。

お客様 わかりました。

販売者 無水エタノールは引火性があり、キッチンなど火を扱う場所での作業はとても危険ですので、希釈や詰め替えなどは、火の気のないところで行ってください。

お客様 わかりました。

解説

消毒用として用いるには、精製水を混ぜて76.9〜81.4vol％とする必要があります。精製水がない場合は水道水やミネラルウォーターでもかまいませんが、その際は短期間で使い切るようにします。ポリエチレン（PE）やポリプロピレン（PP）など、プラスチック容器の素材はいくつかありますが、アルコールに対応しているか、必ず確認していただきましょう。ペットボトル（PET）はアルコールの容器として用いることはできません。

●無水エタノールのアルコール濃度は99.5vol％。エタノールは空気中の水分も吸収しやすい性質があり、無水エタノールでも濃度100％にはならない。

ウイルスの感染予防対策がしたい ……………………… 【40代、女性】

お客様　家族が急性胃腸炎になって自宅で療養していて、原因がノロウイルスらしいので、家庭内感染をしないように、食器やトイレを消毒したいのですが、アルコールで大丈夫でしょうか？

販売者　それは大変でしたね。**ノロウイルスにはアルコールが効きにくいため、感染予防対策には次亜塩素酸ナトリウムが推奨されております。キッチン用漂白剤を水で薄めて使用することが可能でございます。**

お客様　どれくらいの濃度に希釈したらいいですか？

販売者　はい。**食器や調理器具、ドアノブなどの消毒で、ノロウイルスの場合は次亜塩素酸ナトリウム濃度0.02％以上で使用することが推奨**されております。たとえば、「キッチンハイター」の場合ですと、水1ℓに対して、キッチンハイターを4ml（小さじ1弱）となります。

> 対象物や目的によって、希釈濃度が変わる。患者の嘔吐物や糞便を処理したい場合には、約0.1％濃度にする必要がある。

お客様　雑巾でドアノブやトイレを拭けばいいですか？

販売者　はい。希釈液でドアノブなどを拭いていただき、**その後、必ず水拭きをしてください。塩素系ですので、そのままにしておくと金属は傷んでしまうことがございます。使用する際には換気も忘れずに、また、皮膚にも刺激がありますので、必ずゴム手袋を装着してから行ってくださいませ。**

> 塩素系漂白剤は、皮膚や目につかないよう注意し、酸性洗剤と混ぜないなどの注意喚起も忘れずに行う。

お客様　わかりました。人の手指の消毒には使えないのですね？

販売者　はい。手指の消毒には使用しないでください。強いアルカリ性の製品ですので、希釈液であっても皮膚を傷めてしまうおそれがございます。また、酸性の洗剤と混ぜないようご注意ください。漂白作用もありますので、衣服や布製品の色落ちにもご注意くださいませ。

お客様　わかりました。

解説

感染者の便や嘔吐物中には大量のウイルスが存在しており、症状が治まった後も1か月ほどは便中にウイルスがいるといわれています。トイレ後や食事前の手洗いを徹底するこ

とが、感染予防の基本です。

「キッチンハイター」は、次亜塩素酸ナトリウム濃度が6％になるように生産されていますが、次亜塩素酸ナトリウムは、常温で保管されていてもゆっくりと分解するため、購入後3か月以内で濃度は5％ほどになるといわれています。塩素系漂白剤は、時間の経過とともに次亜塩素酸ナトリウム濃度が変化するため、**購入から3年以上経過している製品や、いつ購入したか不明な製品の、消毒目的の使用はおすすめしません。**

> ●「キッチンハイター」の成分は、次亜塩素酸ナトリウム、アルキルエーテル硫酸エステルナトリウム、水酸化ナトリウム。

キズの殺菌消毒薬の成分早見表

▶ キズの殺菌消毒薬

	マキロンs	マキロンs軟膏	マキロンsジェット&スプレー	ムヒのきず液	メディケアサイレンQ	ケーパイン消毒薬	ケーパイン消毒薬（泡タイプ）	マッキンZ	明治きず薬	明治きず軟膏	新キズドライ
ポビドンヨード									●	●	
ベンゼトニウム塩化物	●	●	●	●	●						
ベンザルコニウム塩化物						●	●	●			
イソプロピルメチルフェノール											●
ジブカイン塩酸塩					●	●	●				●
アラントイン	●	●	●	●							●
クロルフェニラミンマレイン酸塩	●	●	●		●	●	●	●			
ナファゾリン塩酸塩					●	●	●	●			
塩酸リドカイン								●			

口内炎・歯肉炎・歯槽膿漏

口腔内の相談の特徴

- アフタ性口内炎、カタル性口内炎、ヘルペス性口内炎、カンジダ性口内炎など、種類はさまざま。
- 入れ歯の不具合による傷や、食事中に噛んでしまった傷など、出血や腫れをともなうケースもある。
- 塗り薬、パッチ、スプレー、内服薬、うがい薬など、使用する医薬品の種類も豊富。
- 口内炎、舌炎は痛みが強い事例が多く、即効性のある商品のニーズが高い。

　口内炎の相談でもっとも多いのは「痛み」です。歯肉炎や歯槽膿漏でも同じですが、「腫れや痛みのせいで食事が摂れない」「一日中痛いので何とかしたい」など、即効性のある商品を求めて来店されるケースが多いのではないでしょうか。一般的に、市販の外用薬の適応の大半はアフタ性口内炎ですが、口の中を噛んでしまったなどの物理的刺激による事例や、ウイルス感染が考えられる事例など、対応に困ることも多いと思います。また、「外用薬と内服薬を併用したい」といった相談も少なくありません。

口内炎の種類と原因

「口内炎」は、**唇、頬や顎の内側、舌、舌下、歯肉など、口の中や周辺の粘膜に起こる炎症の総称**です。症状が限定的であれば、症状が生じている部位によって、「口唇炎」「舌炎」「口角炎」「歯肉炎」などと分けて呼ぶこともあります。

　口内炎の原因はさまざまで、局所的な原因のほか、ストレスや疲労、栄養不良といった全身性の原因など多岐にわたりますが、原因がわからないケースもあります。

　粘膜が赤くなる（もしくは白くなる）、腫れる、粘膜がただれて痛むといった症状が代表的で

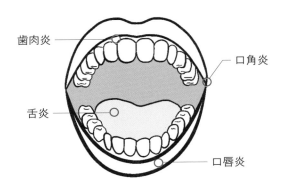

歯肉炎

口角炎

舌炎

口唇炎

すが、粘膜の表面が硬くなる「硬結」や、粘膜の表面がえぐれる「潰瘍」など、非常に重い事例にも時折店頭で遭遇することがあります。市販薬を選択し販売する上では、病態の理解が重要です。

局所的な原因	全身性の原因
・食事中や運動中などに口の中を噛んでしまった ・熱い食べ物による口腔内のやけど ・入れ歯の装着による物理的刺激 ・歯みがき剤や歯ブラシによる刺激 ・口腔内での細菌などの繁殖	・体力、抵抗力の低下（病後など） ・ストレス、疲労 ・ビタミンB群や鉄分の不足などの栄養不良 ・血液疾患や貧血、自己免疫疾患 ・放射線治療や抗がん剤治療などの副作用

▶ 口内炎が起こる仕組み

　ストレスや疲労、栄養不良、抵抗力の低下などによって、口腔内の粘膜に異常が起こると、タンパク質分解酵素の一種である**プラスミン**が発生します。プラスミンの増加によって、**ヒスタミン**、**プロスタグランジンやブラジキニン**が増えて血管が拡張。むくみや痛みを生じるようになります。さらに炎症が続くと、粘膜の表面がえぐれたり、ただれたりして痛みが強まります。

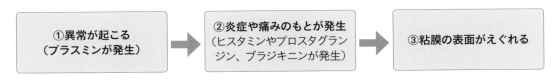

①異常が起こる（プラスミンが発生）　→　②炎症や痛みのもとが発生（ヒスタミンやプロスタグランジン、ブラジキニンが発生）　→　③粘膜の表面がえぐれる

▶ アフタ性口内炎（潰瘍性口内炎）

　店頭における相談で、もっとも多いのがアフタ性口内炎（潰瘍性口内炎）で、口の中のあらゆる部位に発症します（アフタは「潰瘍」を指す言葉）。原因ははっきりわかっていませんが、**ストレスや過労、栄養の偏り、睡眠不足などによる抵抗力の低下**が、発症の一因ではないかと考えられています。境界線がはっきりした円形の潰瘍ができ、周囲が赤くなりますが、表面は白っぽかったり、黄色っぽい膜で覆われていることも。食べ物や歯ブラシなどが触れると痛みます。

人によっては同じ症状を繰り返すこともあり、「再発性アフタ性口内炎」と呼ばれます。繰り返す傾向がある人からは、内服薬の相談をされる機会も増えますが、何度も繰り返す場合や、2週間を超えても改善しない場合、痛みで食事ができないなど生活に支障が出ている場合は、医療機関を受診していただきましょう。

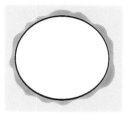

- 表面は白く、周囲が赤い、円形の浅い潰瘍
- ストレス・疲労・睡眠不足・唾液の不足などが原因といわれる
- 20〜30年代の若年層がなりやすい

▶ カタル性口内炎 （外傷性口内炎）

入れ歯や歯科矯正器具などによる物理的刺激、熱い食べ物で生じたやけど、食事中や運動中に誤って口の中を噛んでしまったことなどが原因で、粘膜が赤く腫れたり、粘膜の表面がただれる「びらん」や、粘膜が深くえぐられる「潰瘍」になったりするのが、カタル性口内炎です。**ステロイド成分を含む外用薬は使用できません。**

歯みがきが充分ではなく、口腔内の衛生状態がよくない場合などに悪化しやすい傾向があります。入れ歯や歯科矯正器具などによる刺激で、特定の部位に負荷がかかっている場合は、かかりつけの歯科医に相談していただきましょう。

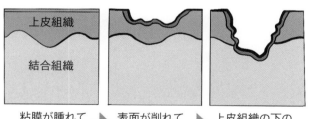

上皮組織		
結合組織		
粘膜が腫れて赤くなる	表面が削れてただれる	上皮組織の下の結合組織まで削れる

- 口内を噛む・やけど・入れ歯の不具合など物理的な刺激が原因
- 子どもや高齢者がなりやすい

▶ ヘルペス性口内炎

ヘルペス性口内炎は、単純ヘルペスウイルスに感染して起こります。主に唾液などの接触感染や飛沫感染によって感染し、特に乳幼児において発症しやすく、高熱や歯茎の腫れ、口の中に水

疱を生じることがあります。水疱が破れた場合は、アフタ性口内炎との区別がつきにくいため、**発熱の有無などを確認**するといいでしょう。激しい痛みが出ることもあるため、乳幼児の場合は食事や水分を摂るのを嫌がるなど、**機嫌が悪くなったり、脱水症状などが見られ**ます。

　単純ヘルペスウイルスは体内に残るため、大人になってからも、風邪をひいたり、ストレスや疲労で抵抗力が落ちた時などに発症することもあります（口唇ヘルペスなど）。大人の場合は、乳幼児に比べて軽症ですが、医療機関での受診をおすすめしましょう（再発の場合はヘルペス用の市販の外用薬で対応できます）。

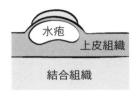

- 主に唇の裏の粘膜や舌などに水疱ができる
- 抵抗力や免疫力が低下した時に生じやすい
- 1歳半〜6歳くらいの乳幼児がなりやすいが、大人も発症することがある

▶ カンジダ性口内炎

　カビ（真菌）の一種であるカンジダ菌は、もともと口の中に存在する常在菌の1つで、通常は悪さをしません。しかし、風邪や疲労などによって抵抗力が低下したりすると増えすぎてしまい、カンジダ性口内炎を発症することがあります。口腔内のあらゆる部位に、白くてやわらかい苔状の膜ができ、その膜は触れると簡単にはがれる特徴があるため、アフタ性口内炎とは見分けやすいかと思います。

　ステロイドの吸入薬を使用している喘息の患者さんや、糖尿病や腎不全など基礎疾患のある人、唾液の分泌が少ないドライマウスの人などが発症しやすいとされています。**ステロイド成分を含む外用薬は使用できません。**

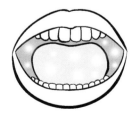

- 口の中のあらゆる部位に白い苔状の膜ができる
- カンジダ菌の感染が原因
- 高齢者や基礎疾患のある人（糖尿病・腎不全など）がなりやすい

口内炎の治療法

　基礎疾患などがなく、口内炎が1か所に限定しているなど軽い症状の場合は、市販薬を用いることも有効です。

　アフタ性口内炎で1か所だけなど局所的であれば、**ステロイド成分を含む外用薬**（軟膏やパッチ）で症状が緩和することがあります。痛みが強い場合には、プラスミンの産生や増加を抑制して痛みや炎症を鎮める**トラネキサム酸の内服薬**との併用も有効です。また、回復を助ける目的で**ビタミンB2・B6製剤**をおすすめしてもいいでしょう。

　カタル性口内炎の場合には、ステロイド成分を含む外用薬は使用しません。**殺菌成分**や**アズレンスルホン酸ナトリウム、グリチルレチン酸などの抗炎症成分**を含む外用薬をおすすめします。

　受診が必要な場合に「何科に行けばいいですか？」と質問されることもあります。アフタ性口内炎では耳鼻咽喉科や内科、入れ歯や歯科矯正器具などによる物理的刺激、熱い食べ物で生じたやけど、誤って口の中を噛んでしまった傷などは、口腔外科や歯科などをご案内するといいでしょう。口内炎を繰り返している場合や、市販薬を使用しても症状が改善しない場合も同様です。

口内炎に用いる薬の種類と特徴

　口内炎や歯肉炎・歯槽膿漏に用いる市販薬には、軟膏やパッチ（貼り薬）、スプレーなどいくつかの種類があります。口腔内のどの部位に患部があるのか、痛みの度合いや範囲の広さ、お客様のニーズを確認して提案するといいでしょう。

塗り薬	・口内炎が複数あったり、範囲が広い時などに使用しやすい ・患部が唾液で濡れていると薬剤がつきにくいため、綿棒やガーゼなどで拭き取ってから塗布する
パッチ	・患部が小さい、1か所だけなど局所的な時や、外部刺激から守りたい時に使用 ・唾液を拭き取ってから貼る（部位によっては貼りづらいこともある） ・パッチが自然に溶けるものと、そうでないものがある
スプレー	・炎症の範囲が広い、喉の奥の炎症や痛みなど、指が届かない部位に薬剤を塗布したい時などに使用
うがい薬	・口腔内を殺菌消毒し、衛生を保つ目的で使用

内服薬	・範囲の広さや部位にかかわらず、痛みや炎症に対して有効
	・外用薬を使用しても痛みがつらい場合や、できるだけ早く症状を改善したいという人におすすめする

▶ 口内炎の薬に配合される成分（内服薬・外用薬）

ステロイド成分

主な成分名	プレドニゾロン吉草酸エステル酢酸エステル（PVA）、など
作用	痛みや腫れのもとになる炎症を鎮める

抗炎症成分

主な成分名	トラネキサム酸、グリチルレチン酸、グリチルリチン酸二カリウム、など
作用	口内炎の痛みや腫れ、炎症を鎮める

ビタミン成分

主な成分名	ビタミンB、ビタミンB6、ビタミンC、ビタミンB1、ニコチン酸アミド、パントテン酸カルシウム、ビオチン、など
作用	修復力を高め、回復を助ける

滋養強壮成分

主な成分名	グルクロノラクトン、など
作用	肝臓の働きを助け、全身倦怠感や疲労時の栄養補給に効果を現す

組織修復成分

主な成分名	アラントイン、パンテノール、シコンエキス、ヨクイニンエキス、など
作用	傷ついた粘膜の修復を助ける

血行促進成分

主な成分名	トコフェロール酢酸エステル、など
作用	血行をよくして、患部の治りを助ける

殺菌成分	
主な成分名	セチルピリジニウム塩化物水和物、ヨウ素、ヒノキチオール、など
作用	口腔内に侵入した細菌などを殺菌消毒する

抗ウイルス成分	
主な成分名	アシクロビル、ビダラビン、など
作用	ヘルペスウイルスの増殖を抑える

口唇ヘルペスの治療薬として、アシクロビルやビダラビンなどの抗ウイルス成分を主成分とした外用薬がありますが、2021年現在では登録販売者が取り扱うことができない第一類医薬品となっています。また、これらの外用薬は、医師による口唇ヘルペスの診断・治療を受けたことのない人には販売できず、口唇ヘルペスの「再発治療薬」となっています。

歯肉炎・歯槽膿漏の特徴

　細菌感染によって、歯と歯茎の間など歯の周りに炎症が起こる病気を「歯周病」といいます。歯茎の軽い炎症が見られる場合は**歯肉炎**、歯肉炎がさらに進み、炎症が歯肉だけではなく、歯根膜や歯槽骨などの歯周組織にまで広がった状態を**歯周炎**といいます。さらに症状が進行し、出血や腫れをともなったり、歯がグラグラするなど、より炎症が進んでいる場合を**歯槽膿漏**といいますが、初期のころは自覚症状がほぼありません。

▶ 歯周病の原因

　歯周病は、磨き残しなどによりできた細菌の集まりである「歯垢（プラーク）」が、歯と歯茎のすき間などに溜まることで引き起こされます。歯垢は放置すると、やがて歯石へと変化します。歯垢や歯石が溜まっていると、歯と歯茎の間のすき間（歯周ポケット）が深くなり、より歯垢が溜まりやすくなるため、日々のブラッシングが重要です。歯石がつくことによって、歯周病を進行させる要因にもなります。

▶ 全身の健康に影響

　最近では、歯周病菌が血流に入って心臓に運ばれることで、心疾患を引き起こす要因になるな

ど、さまざまな全身疾患を引き起こすリスクが高いことがわかってきました。生活習慣や日々の食事を見直して歯周病を予防することが、糖尿病や心疾患・脳疾患などの生活習慣病、肺炎や早産などを予防することにもつながります。

疾患等	歯周病による影響
糖尿病	・歯周病菌の持つ内毒素が、インスリンの機能を低下させ、糖尿病を悪化させるおそれがあり、糖尿病の人は、そうでない人に比べて歯肉炎や歯周炎にかかっている割合が高いことがわかっている ・歯周病と糖尿病は、互いに悪影響を及ぼし合っており、歯周病の治療により糖尿病が改善することも
動脈硬化 狭心症 心筋梗塞	・歯周病による炎症が、動脈硬化の進行を促すおそれがあることがわかってきている ・動脈硬化により、狭心症や心筋梗塞を引き起こすリスクも高まる
脳梗塞	・歯周病の人は、そうでない人と比べて脳梗塞になるリスクが高いことがわかっている ・血圧、コレステロール、中性脂肪のコントロールのほか、歯周病の予防・治療も重要
誤嚥性肺炎	・食べ物や飲み物を飲み込む際に、誤って食道ではなく気管から肺に入ると誤嚥性肺炎を引き起こすことがある ・誤嚥性肺炎の原因となる細菌の多くは歯周病菌であるといわれ、特に高齢者に多いため、口腔内の衛生など歯周病にならない取り組みが重要
早期低体重児出産	・妊娠中の女性が歯周病にかかっている場合、低体重児および早産のリスクが高くなることがわかってきている ・歯周病細菌が血中に入り、胎盤を通して胎児に直接影響するのではないかといわれている

歯肉炎・歯槽膿漏の治療

　歯みがきにより出血してしまう、歯肉が赤く腫れている、口の中がネバネバするなどの自覚症状がある場合には、医薬品や医薬部外品の歯みがき剤や外用薬を提案することもあります。ただし、歯肉から膿が出る、歯がグラグラするなど、明らかに歯周病が疑われる場合はもちろん、糖尿病や心臓病などの基礎疾患のある人の場合は、早期に受診していただく必要性をお伝えしましょう。

　腫れて痛む歯肉炎や歯槽膿漏の患部に、直接塗り込むタイプの外用薬も販売されています。それらの市販薬や薬用歯みがき剤を使って家庭でケアすることも重要ですが、歯科医師による専門

的な治療が必要なケースも多いため、市販薬で改善しない場合は、歯科受診するようお伝えします。

▶ **歯茎の腫れ、出血、痛みなどに直接塗布できる代表的な商品**

○クリーンデンタルN（第一三共ヘルスケア）
○デントヘルスR、デントヘルスB（ライオン）
○ハレスロ内薬（ロート製薬）
○生葉口内塗薬、生葉液薬（小林製薬）
○アセス、アセスL、アセスE、アセスメディクリーン、アセス液（佐藤製薬）

▶ **歯槽膿漏薬に配合される主な成分**

抗炎症成分	
主な成分名	トラネキサム酸、グリチルリチン酸二カリウム、グリチルレチン酸、カミツレチンキ、など
作用	炎症を抑えて、腫れ・痛みなどの症状を鎮める

殺菌成分	
主な成分名	セチルピリジニウム塩化物水和物、ヒノキチオール、イソプロピルメチルフェノール、など
作用	炎症の原因となる細菌の増殖を抑える

止血成分	
主な成分名	カルバゾクロム、トラネキサム酸、など
作用	毛細血管に作用して止血する

血行促進成分	
主な成分名	トコフェロール酢酸エステル、など
作用	血行促進作用により、患部のうっ血を改善する

組織修復成分	
主な成分名	アラントイン、など
作用	口内の粘膜修復を助ける

収れん成分	
主な成分名	ラタニアチンキ、ミルラチンキ、など
作用	収れん作用により、歯茎を引き締める

聴き取りのポイント

▶ 使用者の確認

年齢	乳幼児、小児	発熱や発疹などをともなう場合は受診勧奨
	高齢者	歯周病の症状や、入れ歯などによる物理的刺激が要因の口内炎の場合は歯科の受診勧奨
基礎疾患・既往歴	妊娠中	かかりつけの産科医に相談 （歯肉炎・歯槽膿漏の場合は歯科受診）
	糖尿病	かかりつけの医師・歯科医師に相談
	医師の治療を受けている	

▶ 症状の確認

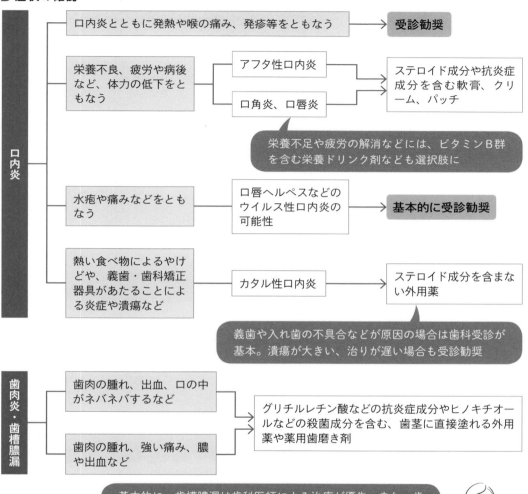

口内炎

- 口内炎とともに発熱や喉の痛み、発疹等をともなう → **受診勧奨**

- 栄養不良、疲労や病後など、体力の低下をともなう
  - アフタ性口内炎
  - 口角炎、口唇炎
  → ステロイド成分や抗炎症成分を含む軟膏、クリーム、パッチ

  > 栄養不足や疲労の解消などには、ビタミンB群を含む栄養ドリンク剤なども選択肢に

- 水疱や痛みなどをともなう → 口唇ヘルペスなどのウイルス性口内炎の可能性 → **基本的に受診勧奨**

- 熱い食べ物によるやけどや、義歯・歯科矯正器具があたることによる炎症や潰瘍など → カタル性口内炎 → ステロイド成分を含まない外用薬

  > 義歯や入れ歯の不具合などが原因の場合は歯科受診が基本。潰瘍が大きい、治りが遅い場合も受診勧奨

歯肉炎・歯槽膿漏

- 歯肉の腫れ、出血、口の中がネバネバするなど
- 歯肉の腫れ、強い痛み、膿や出血など
→ グリチルレチン酸などの抗炎症成分やヒノキチオールなどの殺菌成分を含む、歯茎に直接塗れる外用薬や薬用歯磨き剤

> 基本的に、歯槽膿漏は歯科医師による治療が優先。また、歯肉炎や歯槽膿漏の予防には、毎日の歯磨きで歯垢が溜まらないようにすることが大事です。

受診勧奨の目安

- ●市販の外用薬や内服薬を数日使用したが改善しない（もしくは悪化している）
- ●症状が2週間以上続いている
- ●痛みや腫れが強い（もしくは範囲が広い）
- ●発熱や発疹などの全身症状をともなう
- ●口内炎を何度も繰り返している
- ●出血や膿をともなう歯茎の腫れ
- ●食事が摂れないなど、生活に支障が出ている
- ●口唇ヘルペスやカンジダ性口内炎などが疑われる
- ●糖尿病や動脈硬化などの基礎疾患がある
- ●入れ歯や歯科矯正器具などが要因となっている

販売時のポイント

　口内炎には、細菌や真菌、ウイルスなどが原因となるものもあります。感染症の場合、口内炎以外にも発熱や発疹などの症状をともなっていることもありますので、念のため症状を確認しておきましょう。家族などの第三者に感染する可能性があるため、感染症が疑われる場合には医療機関への受診をおすすめします。外用薬は、患部に密着させるために唾液を拭き取ってから塗布することが重要ですから、「塗り方」についてもお伝えしましょう。

接客事例

口内炎の痛みがつらい ……………………………【40代、女性】

お客様　頬の裏側に直径5mmくらいの白っぽい口内炎ができていて、とても痛いのですが、口内炎によく効く薬はありますか？

販売者　それはおつらいですね。**今回のような口内炎はよくできるのでしょうか？**　口内炎の要因にお心当たりはございますか？

アフタ性口内炎かどうか、症状や原因を確認。

お客様　疲れると、たまに口内炎ができてしまいます。いつもはすぐ治るのですが、今回はちょっと長引いていてつらいです。

（販売者）　そうでしたか。**疲れのせいで治りが遅いのかもしれませんね。**「トラフル軟膏PROクイック」がお客様の症状に合っていると思いますが、いかがでしょうか？　ステロイド成分配合で効き目がよく、痛みが強い時や早く治したい時におすすめです。

（お客様）　軟膏だと塗ってもすぐに流れてしまいませんか？

（販売者）　塗った後、ゼリー状に固まる性質がある軟膏なので、すぐに流れてしまうことはないと思います。ただ、お食事をすると取れやすいですから、痛みや炎症が治まるまでは、1日2～3回ほど食後や就寝前に塗っていただくとよいかと思います。

（お客様）　わかりました。

（販売者）　**軟膏を塗る前に、患部周辺の唾液を清潔なタオルや綿棒などで拭き取ってくださいね。それによって軟膏がしっかりと患部につきます。ビタミン類を補うことで、疲労回復や口内炎の治りをサポートしますので、よろしければ「チョコラBBドリンクⅡ」もご一緒にいかがでしょうか？**

［軟膏の正しい塗り方をお伝えする。また、必要に応じて内服薬との併用の提案するも有効。］

（お客様）　1日1本でいいんですか？

（販売者）　はい。1日1本となっております。ノンカフェインですので、就寝前でもお飲みいただけます。

（お客様）　じゃあ、これも一緒に購入します。

解説

　アフタ性口内炎が考えられることから、ステロイド成分配合の「トラフル軟膏PROクイック」を提案。軟膏タイプが苦手な人には同成分のパッチタイプ「トラフルダイレクトa」もあります。効果を得ていただくために、塗った後すぐに飲食をしない、塗る前に患部の唾液を拭き取るなど具体的な情報提供をします。

- 「トラフル軟膏PROクイック」「トラフルダイレクトa」の成分は、トリアムシノロンアセトニド。
- 「チョコラBBドリンクⅡ」は、ビタミンB2リン酸エステル、ビタミンB6、ビタミンB1硝酸塩、ニコチン酸アミド、ビオチン、ヨクイニンエキス、グルクロノラクトンを配合。

口内炎・歯肉炎・歯槽膿漏

唇のひび割れや口角炎の痛み ………………………… 【20代、女性】

お客様 寒くて乾燥しているせいか、唇がひび割れてしまい、腫れていて痛いです。口角もちょっと切れて痛みがあるのですが……。

販売者 唇や口角の炎症や痛みがあるのですね。ピリピリ、ズキズキするような痛みや、水疱などはありませんでしたか?

お客様 強い痛みや水疱はありません。冬になって空気が乾燥すると、唇や口角が赤くなってヒリヒリ痛むことがあってつらいです。薬用リップやワセリンを塗ったりしていますが、よくなりません。

販売者 そうでしたか。ヒリヒリ感や腫れがおつらそうですね。**口唇炎・口角炎治療薬の「デンタルピルクリーム」はいかがでしょうか?ステロイド成分を配合していますので、痛みや炎症が強い症状には適していると思います。唇にも塗りやすいクリームタイプの塗り薬**です。

お客様 食事するのもつらくて、早く治したいので、効き目が高いほうがいいです。

販売者 かしこまりました。**ステロイド成分配合の外用薬は抗炎症効果が高いのですが、漫然と塗り続けるのは避けたほうがいいので、痛みや炎症が治まったら塗るのをやめて、ワセリンなどに切り替えてく**ださいませ。

お客様 わかりました。薬を塗った後に、ワセリンを塗り重ねても大丈夫ですか?

販売者 はい。特に問題はございません。ワセリンも活用していただきながら、「デンタルピルクリーム」を1日に2~3回塗布してください。5、6回使用してみて、症状がよくならないようでしたら、またご相談くださいませ。

お客様 わかりました。

> 口唇ヘルペスでは、ピリピリ、ズキズキした痛みや水疱などの症状が見られることがある。

> 効き目の高さや使いやすさのほか、塗る回数や使い方、ケアについても具体的にお伝えするとわかりやすい。

解説 ……………………

　寒さや乾燥による唇の荒れ、口角の炎症があり、痛みや腫れがあることから、「デンタルピルクリーム」を提案。口角炎や口唇炎に使用する外用薬で、ステロイド成分（ウィーク）を配合した数少ない商品の1つ。

口内炎用の外用薬では、水分に触れると固まる性質の軟膏基剤が多く見られますが、この商品は唇や口角に塗りやすい基剤になっています。効果を重視したいお客様におすすめしやすいですが、漫然と使い続けないなど、注意喚起も忘れずに行いましょう。

> ●「デンタルピルクリーム」の成分は、プレドニゾロン、セチルピリジニウム塩化物水和物。

歯茎の腫れと痛み ……………………………………【50代、男性】

お客様　歯茎の痛みと腫れがあり、歯みがきの時に少し出血もあるのですが、痛みや腫れに効く薬はありますか？

販売者　それはおつらいですね。症状はいつからあるのでしょうか？　歯医者さんを受診する予定はございますか？

お客様　1週間くらい前から少しずつ痛みと腫れが出てきました。受診する時間がないので、市販薬で治せないかと思って相談に来ました。

販売者　そうでしたか。**腫れや出血がおありとのことですので、歯肉炎かもしれませんね。膿などはございませんか？　このような症状を緩和する市販薬もございますが、少しずつ症状が進んでいるようですので、根本的な治療として歯医者さんで治療を受けるのが最善かとは思いますが……**。

> 市販薬は一時的な症状の緩和。基本的には、歯科受診が最優先。

お客様　今のところ、膿は出てません。症状が続くようなら歯医者さんに行こうと思います。

販売者　患部に直接塗れる治療薬として「クリーンデンタルN」がありますが、いかがでしょうか？　歯肉炎の腫れや痛みを緩和する薬ですが、唾液に流されにくい滞留性軟膏タイプで、歯みがき剤のようなミント風のさわやかなフレーバーになっています。

お客様　わかりました。1日に何回塗ったらいいですか？

販売者　**1日2〜4回塗ってください。塗った後は1時間ほど飲食をしないほうがいいため、食後の歯みがきの後に塗っていただくとよいかと思います。患部周辺の唾液をそっと拭き取ってから塗ると、薬剤が定着しやすいと思います。2日ほど使用しても効果が感じられない場合は、早めに歯医者さんを受診してくださいませ。**

> 商品の特徴や正しい塗り方、塗るタイミングなどをお伝えする。

お客様 わかりました。

解説

　症状から歯肉炎や歯槽膿漏が考えられるため、根本的な治療として歯科受診が優先されますが、すぐに受診できない時や、症状が軽い時には一時的に市販薬を提案することがあります。歯肉炎の範囲が広い場合や、歯みがき剤をご希望の場合は、「デントヘルスB」なども選択肢に。販売時には歯肉炎の原因（歯垢や歯石、虫歯など）を治療する必要性をお伝えするようにしましょう。

- ●「クリーンデンタルN」の成分は、グリチルリチン酸二カリウム、ヒノキチオール、セチルピリジニウム塩化物水和物、アラントイン、トコフェロール酢酸エステル。
- ●「デントヘルスB」は、歯ブラシにつけて歯茎をマッサージするブラッシングタイプ。成分は、グリチルレチン酸、セチルピリジニウム塩化物水和物、トコフェロール酢酸エステル。

内炎・歯肉炎・歯槽膿漏の商品の成分早見表

▶ 口内炎・口角炎に用いる医薬品（軟膏・クリーム・パッチ・うがい薬）

	ステロイド成分配合							非ステロイド								
	トラフル軟膏PROクイック	トラフルダイレクトa（パッチ剤）	デンタルピルクリーム	口内炎軟膏大正クイックケア	口内炎パッチ大正クイックケア	口内炎治療薬アフタガード	口内炎治療薬アフタッチA（パッチ剤）	新デスパコーワ	トラフル軟膏	トラフルクイックショット	トラフルクリアウォッシュ	口内炎軟膏大正A	口内炎パッチ大正A	チョコラBB口内炎リペアショット	サトウ口内軟膏	レビオ
トリアムシノロンアセトニド	●	●		●	●	●	●									
プレドニゾロン			●													
アズレンスルホン酸ナトリウム水和物									●	●	●			●	●	
グリチルレチン酸									●				●		●	
グリチルリチン酸二カリウム								●								
セチルピリジニウム塩化物水和物		●						●		●	●			●	●	
ヒノキチオール								●								
アラントイン								●	●			●				●
シコンエキス													●			
パンテノール								●								●
グリセリン																●
はちみつ																●

▶口内炎・口角炎に用いる医薬品（内服薬）

	錠剤										ドリンク剤		
	トラフル錠	トラフルBBチャージa	ペラックT錠	ペラックT細粒クール	パブロンのど錠	大正口内炎チュアブル錠	ハイシーBメイト2	チョコラBBプラス	チョコラBBピュア	チョコラBBジュニア	チョコラBBドリンクII	チョコラBBドリンクビット	ビハクシロップ
トラネキサム酸	●		●	●	●	●							
カンゾウ乾燥エキス	●		●	●									
グリチルリチン酸ニカリウム					●	●							
ピリドキシン塩酸塩（ビタミンB6）	●	●	●	●	●	●	●	●	●	●	●	●	●
リボフラビン（ビタミンB2）	●	●	●	●	●	●	●	●	●	●	●	●	●
アスコルビン酸（ビタミンC）	●	●	●	●			●		●				
チアミン硝化物（ビタミンB1）								●	●	●	●	●	
ニコチン酸アミド		●			●		●	●	●	●			
パントテン酸カルシウム								●		●			
ビオチン		●					●				●		
L-システイン		●					●						
グルクロノラクトン											●		
ヨクイニンエキス		●									●	●	●

▶ **歯肉炎・歯槽膿漏に用いる医薬品（外用薬・歯みがき剤）**

	外用薬					歯みがき剤					
	クリーンデンタルN	デントヘルスR	生葉口内塗薬	生葉液薬	ハレスロ内薬	デントヘルスB	アセス	アセスL	アセスE	アセスメディクリーン	アセス液
グリチルレチン酸						●					
グリチルリチン酸二カリウム	●	●	●	●	●						
セチルピリジニウム塩化物水和物	●	●	●	●	●	●					
ヒノキチオール	●	●	●	●	●						
アラントイン	●	●	●	●	●						
トコフェロール酢酸エステル	●				●	●			●		
カルバゾクロム					●						
カミツレチンキ							●	●	●	●	●
ラタニアチンキ							●	●	●	●	●
ミルラチンキ							●	●	●	●	●

尿トラブル・排泄の悩み

尿トラブル・排泄の悩みの特徴

- 店頭で相談の多い尿トラブルは、膀胱炎、頻尿、尿漏れ、残尿感など。
- 中高年層では、就寝中にトイレに起きてしまう、排尿に時間がかかるなどの相談が増える。
- 尿トラブルに対応する市販薬の大半は漢方薬である。
- お腹に力が入った瞬間の「ちょび漏れ」や、トイレに行く前に我慢できずに漏れてしまうなど、切実な悩みの相談も多く、吸水シートなどの衛生用品を提案することもある。

排尿痛や残尿感などの症状が強い場合には医療機関への受診をおすすめしますが、「市販薬で治したい」というニーズも高く、対応に困ることもあります。加齢にともなう尿トラブルは、本人のほか、介護をする家族から相談を受けることも多く、今後も増えていくと思われます。

相談の多い尿トラブルの原因と治療法

　尿トラブルは中高年の方々の悩みと思われがちですが、排尿痛や残尿感といった膀胱炎の症状や、産後の尿漏れなど、比較的若い世代（20代）からの相談も少なくありません。しかし、**尿トラブルに対応できる市販薬は数が少なく、漢方薬が大半**であるため、急性期の症状の場合は泌尿器科などへ受診勧奨する場面も増えます。

　また、尿漏れの悩みに対しては、尿取りパッドや吸水シートを提案することもあり、内服薬だけでなく**衛生用品の商品知識も重要**です。ここでは、店頭で相談の多い病態についてまとめます。

▶ 膀胱炎

膀胱炎は、尿を溜める役割を担う膀胱が炎症を起こす病気で、その原因の大半は**大腸菌などの細菌**とされており、尿道から侵入して、膀胱で増殖することによって起こります。また、女性は男性よりも尿道から膀胱までの距離が短く、細菌が膀胱に侵入しやすいため、より膀胱炎を起こしやすいといわれています。

疲れやストレスが溜まっている、体が冷えているなど、体の抵抗力が落ちている時になりやすく、トイレを長時間我慢したり、女性の場合は月経時に生理用品を長く交換できなかったりすることが発症の引き金になるケースもあります。

〈症状〉

急性期には、排尿時のツーンとする強い痛み、頻繁に起こる尿意、残尿感、尿道の出口の痛みや熱感などのほか、尿が白く濁ったり、血が混じることも。病状が悪化すると、腎臓の腎盂にまで炎症が広がってしまい、熱や痛みなどをともなう腎盂腎炎になることもあります。

〈診断と治療〉

基本的に、**医療機関への受診をおすすめします**。外来の尿検査で、短時間で膀胱炎かどうかの診断を受けることができます。また、必要に応じて超音波検査なども実施されることがあります。治療には、抗生物質の内服薬や漢方薬などが処方されるのが一般的です。

〈市販薬でできること〉

どうしても受診できない場合には、市販薬では**五淋散**（ごりんさん）や**猪苓湯**（ちょれいとう）、**竜胆瀉肝湯**（りゅうたんしゃかんとう）などの漢方薬が選択肢になります。疲労やほかの病気などで抵抗力が落ちていると治りにくいため、栄養補給や休養、体を冷やさない、尿は我慢しないなどの養生法をお伝えすることも大事です。また、市販薬を**1週間ほど服用しても症状が改善しない場合には医療機関を受診する**ようお伝えします。

▶ 頻尿

「頻尿」は病名ではなく症状の1つで、**尿が近い・尿の回数が多い**という状態を指します。一般的には、朝起きてから就寝までの排尿回数が8回以上の場合に頻尿とされるようですが、個人差もあるため、回数だけが目安になるわけではありません。8回以下であっても、本人が「尿の回数が多い」と感じて悩んでいるケースもあります。

また、睡眠中に尿意で目が覚めてしまう「夜間頻尿」の相談も時折受けることがあります。夜間頻尿は**排尿のために睡眠中に1回以上起きなければならない症状**をいい、加齢とともに生じや

すく、中高年層からの相談が目立ちます。

〈主な原因〉

尿路感染・炎症	・膀胱炎や前立腺炎などが起こると、その炎症により膀胱の知覚神経が刺激されて頻尿になることがある
過活動膀胱	・膀胱が自分の意思とは関係なく勝手に収縮してしまう病気で、加齢による老化現象の1つ。明らかな基礎疾患がないことも多い（脳や脊髄の病気、前立腺肥大などが背景にあるケースもある） ・「急に我慢できないほどの尿意が起きる」「トイレが近くなる」「我慢できず、尿が漏れてしまうことがある」といった、頻尿や切迫性失禁の症状が特徴 ・稀に自然に治るケースもあるが、生活に支障をきたしやすいため、店頭で相談されることが多い症状の1つ
多尿	・1日の尿量が著しく増えた状態のことで、頻尿の原因となる ・膀胱に特に問題がなくても、糖尿病などの基礎疾患があったり、水分の摂取量が多い、利尿剤などの服用による尿量の増加など要因はさまざま
尿排出障害	・子宮がん・直腸がんの手術などで、膀胱を収縮させる神経が障害されたり、前立腺肥大症などの疾患により膀胱がうまく収縮できなくなって排尿障害が起こることがある ・膀胱がうまく収縮できないと残尿が生じるため、尿を溜められる膀胱のスペースが減り、結果的に何度もトイレに行くようになる
心因性	・膀胱には異常がなく、尿量も正常であるにもかかわらず、尿意に過敏になったり、トイレが気になって何度も行ってしまう状態

〈診断と治療〉

　基本的に、**医療機関への受診をおすすめ**します。店頭では、頻尿の原因まで突き止めることは難しいからです。特に、症状が一定期間続いている場合は、背景に重い疾患が隠れていないか確認していただくと安心です。

〈市販薬でできること〉

　排尿痛や残尿感など、膀胱炎の諸症状が見られる場合には、**五淋散**や**猪苓湯**などを提案することがあったり、冷えやかすみ目などをともなう頻尿・夜間頻尿などには**八味地黄丸**や**清心蓮子飲**

などの漢方薬を提案することがあります。

「病院へ行く前に、まずは市販薬を試したい」という要望は多く、漢方薬をしばらく服用して様子を見ていただくこともあります。それによって症状が改善するケースもありますが、店頭では原因まで突き止めることが難しいので、生活に支障が出ているような場合は泌尿器科などの受診を促しましょう。

▶ 尿漏れ

尿漏れは、高齢者だけでなく、妊娠後期や産後、更年期の女性からの相談も少なくありません。尿漏れにはいくつかのタイプがあります。

腹圧性尿失禁	・くしゃみや咳をしたり、重い物を持ち上げた時など、腹圧がかかった時にわずかに漏れる ・産前産後の女性、中高年の男女などに多く、骨盤底筋を鍛えるストレッチなどで改善することがある
切迫性尿失禁	・尿意をもよおすと、トイレに座る前に漏れてしまう ・過活動膀胱や前立腺肥大症の人などに見られる症状。高齢者からの相談でも多いタイプ
ちょび漏れ	・排尿後に、気がつかないうちに下着を濡らしてしまう ・主に男性に多い尿漏れで、前立腺が肥大し始める年代に多い悩みとされている

このほかに、子宮や膀胱の手術によって神経が損傷したために起こる尿漏れなども、稀に相談を受けることがあります。

一般的に、加齢とともに男性は尿が出にくくなりやすく、女性は漏れやすくなるといわれています。その理由として、尿道の構造の違いや、出産経験の有無などがあります。男性の尿道は細長く、出口までS字状にのびているのに対して、女性の尿道は男性に比べて太くて短く、さらに出口まで直線的であるために、尿漏れが起こりやすいとされています。

また、腹圧性尿失禁が起こる原因の1つに、骨盤底筋の緩みがあります。骨盤底筋が緩むと、尿道口をしっかり締めることができずに、尿が漏れやすくなります。

骨盤底筋は、妊娠後期に大きくなった子宮を支え、経膣分娩による出産ではさらに大きな負担

がかかり、それらが緩みの要因になることもあります。妊娠後期や産後の尿漏れは、体力の回復とともに自然に治るケースが大半ですが、**「尿漏れが不安で外出できない」「尿の臭いが気になる」**など、**心理的な負担が大きい**場合もあります。

　骨盤底筋は腹筋と同じようにトレーニングにより強化できるので、店頭ではスクワットなどの下半身の筋力を鍛える養生法をお伝えしたり、現状の尿漏れに対しては**吸水シート**などをご案内したり、生活の質を低下させないための対処法を提案していきます。

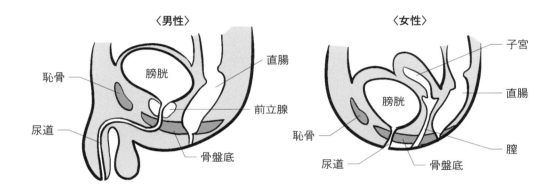

〈男性〉　　　　　　　　　　　〈女性〉
恥骨　膀胱　直腸　前立腺　尿道　骨盤底
子宮　直腸　膣　恥骨　尿道　骨盤底

〈診断と治療〉

　過活動膀胱など、尿漏れを引き起こす疾患がいくつかあり、切迫性の失禁が見られる場合や、尿漏れの症状が一定期間続いている場合は、医療機関への受診をおすすめしましょう。

〈市販薬でできること〉

　尿トラブルに対応できる市販薬の多くは漢方薬や漢方製剤ですが、その中で唯一、効能・効果に「軽い尿漏れ」と記載されているのが**八味地黄丸**です。加齢にともなう体力の低下、下半身の衰え、手足の冷えをともなう人など、「証」が合っている場合には選択肢になります。

尿トラブルに用いる代表的な市販薬

▶ 漢方薬・漢方製剤

五淋散 （ごりんさん）	・尿路の熱や腫れをひき、また痛みを和らげ、尿の出をよくする ・頻尿、排尿痛、残尿感などの排尿異常に適応する ・体力が中くらいか少し弱い人に向く処方 **商品例** ボーコレン（小林製薬）など
猪苓湯（ちょれいとう）	・体力にかかわらず使用でき、排尿異常があり、ときに口が渇くものの次の諸症：排尿困難、排尿痛、残尿感、頻尿、むくみ
竜胆瀉肝湯 （りゅうたんしゃかんとう）	・体力中等度以上で、下腹部に熱感や痛みがあるものの次の諸症：排尿痛、残尿感、尿の濁り、こしけ（おりもの）、頻尿
清心蓮子飲 （せいしんれんしいん）	・胃腸が弱く体力が低下した人で、残尿感、頻尿、排尿痛、尿が出にくいなどの排尿異常がある時などに用いられる **商品例** ユリナールa／b（小林製薬）など
八味地黄丸 （はちみじおうがん）	・体力中等度以下で、疲れやすくて、四肢が冷えやすく、尿量減少または多尿で、ときに口渇があるものの次の諸症：下肢痛、腰痛、しびれ、高齢者のかすみ目、かゆみ、排尿困難、残尿感、夜間尿、頻尿、むくみ、高血圧にともなう随伴症状の改善（肩こり、頭重、耳鳴り）、軽い尿漏れ **商品例** ハルンケア（大鵬薬品工業）など
八味地黄丸加五味子麦門冬 （はちみじおうがんかごみしばくもんどう）エキス	・疲れやすくて、四肢が冷えやすく、尿量減少または多尿で、ときに口の渇きがある次の諸症状：排尿困難、夜間尿、頻尿、倦怠・疲労感、腰痛、下肢痛、口の渇きからくる咳・痰、咳こみ、咳ばらい、咽喉頭の違和感、手足の冷え **商品例** ジェントスルーコーワ細粒（興和）など

▶ 漢方薬以外の製品

レディーガードコーワ	・効能・効果：女性における頻尿（排尿の回数が多い）、残尿感 ・フラボキサート塩酸塩を配合した女性用の頻尿・残尿感改善薬（男性は服用不可）

尿ケア製品について

　おりもの・経血・尿は、それぞれ性質などが違うため、その特徴に適した製品選びが大事です。以前は、購入に抵抗を感じ、尿漏れに対して生理用ナプキンで代用していた人も多い印象がありました。しかし、**吸収力**や**消臭力**の高さ、**尿とおりものの両方を吸収できる**など、吸水シートの性能が格段に上がったことや、パッケージデザインがおしゃれになったことで、購入しやすくなったのではないでしょうか。

　パンティライナータイプ、ナプキンタイプ、ショーツタイプと、商品ラインナップが豊富になり、ライフスタイルや悩みに応じたきめ細やかな商品選択ができるようになっています。また、商品の大半は女性向けですが、男性の軽い尿漏れに対応した薄型パッドも販売されています。

▶ 女性向け製品

パンティライナータイプ	尿量：微量～少量 長さ：14～19cm 吸収量：3cc、5cc、10cc
	・水分とおりものを吸収する薄型シート ・一般的なおりもの専用パンティライナーと比べて、水分の吸収量は約5～9倍（商品差あり）
ナプキンタイプ	尿量：少量～多い時や長時間 　　　　（少量用・中量用・多い時用・長時間用・夜用などの種類がある） 長さ：19～29cm 吸収量：15～200cc
	・羽つき、羽なしの2タイプがあり、形状は生理用ナプキンとほぼ同じ ・尿量や使用する時間の長さなどに応じて選択できる

ショーツタイプ	尿量：中量～長時間 サイズ：S・M・L 吸収量：50～150cc
	・吸水シートとショーツが一体化しているため、運動時などアクティブに体を動かしたい時や、長時間の移動、外出時に適している

〈代表的な製品〉

○ナチュラさら肌さらりシリーズ、アテント コットン100％自然素材パッド、アテントさら肌パッド（エリエール）
○チャームナップ 吸水さらフィ、ライフリー さわやかパッド女性用（ユニ・チャーム）
○ロリエさらピュア（花王）
○ポイズ さらさら素肌、ポイズ 肌ケアパッド（日本製紙クレシア）

▶ **男性向け商品**

薄型パッドタイプ	尿量：微量、少量～多い時や長時間 吸収量：10cc、20cc、45cc、80cc、100cc、120cc、200cc、250cc
	・少量用・中量用・多い時用などの種類がある ・尿量や時間の長さなどに応じて選択できる

〈代表的な製品〉

○ライフリー さわやかパッド男性用（ユニ・チャーム）

排尿後、気づかないうちに微量の尿がズボンにしみてしまう「ちょび漏れ」に対応するもので、パッドの粘着面を下着の中に貼り付けて使用します。アウターにひびかない薄型のパッドです。

▶ **商品選びの目安**

　お客様からは、「3cc、10ccなどの数字では、どれくらいの量なのかがイメージしにくい」と相談されることがあります。確かに、尿ケア製品のパッケージには「～cc」と記載されています。悩みやライフスタイルに合った商品を選びたいお客様に対して、接客でお伝えする際の目安

をおおまかにまとめます。

一般的に、正常な排尿の成人1回量は、200〜400cc（ml）といわれています。小さなコップ1〜2杯ほどです。

3〜10cc（ライナータイプ）	・くしゃみや咳、お腹に力を入れた時に、ちょっと漏れる ・1日のうち、頻繁に尿漏れがあるわけではないが、念のために使用したい ・ショーツは少し濡れるが、アウターにひびくほどではない
15〜80cc（ナプキンタイプ）	・漏れる量が多いと感じている ・ショーツだけでなく、時折アウターまで濡れることがある ・短時間の外出などに使用したい
100〜200cc（ナプキンタイプの多い時用、長時間用）	・時折、ドッと出てしまう ・ショーツがびしょ濡れになり、アウターまで濡れてしまう ・長あ時間の移動や外出に不安がある ・こまめに取り替えることができない日などに使用したい
50〜150cc（ショーツタイプ）	・ランニングやウォーキングなどの運動時に使用したい ・長時間の移動や外出時に使用したい ・シートのズレを気にせずに体を思い切り動かしたい

Column　　　軽い便漏れの相談

　男女問わず、50代前後のお客様から、軽い便漏れに関する相談を受けることが時折あります。尿漏れと同じく、骨盤底筋や括約筋の緩みが要因となっており、特に下痢便や軟便の時に肛門からわずかに漏れてしまう場合に対応する製品が市販されています。

　大人用おむつとは違い、ナプキンのようにシールで下着に貼り付けて使用するため、交換もしやすく、薄くて小型でアウターにもひびきにくくなっています。

【商品例】ライフリー さわやかパッド軽い便モレ用〈男女共用〉（ユニ・チャーム）

聴き取りのポイント

▶ 症状の確認

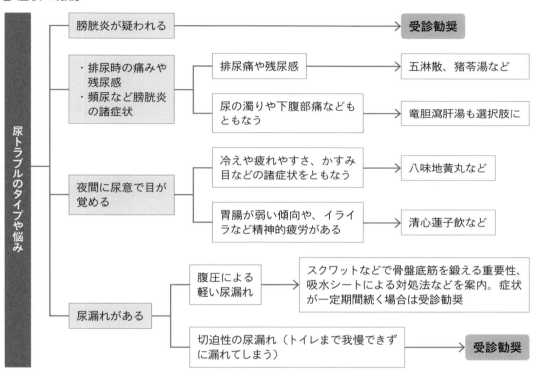

尿トラブルのタイプや悩み

- 膀胱炎が疑われる → **受診勧奨**
- ・排尿時の痛みや残尿感
  ・頻尿など膀胱炎の諸症状
  - 排尿痛や残尿感 → 五淋散、猪苓湯など
  - 尿の濁りや下腹部痛などもともなう → 竜胆瀉肝湯も選択肢に
- 夜間に尿意で目が覚める
  - 冷えや疲れやすさ、かすみ目などの諸症状をともなう → 八味地黄丸など
  - 胃腸が弱い傾向や、イライラなど精神的疲労がある → 清心蓮子飲など
- 尿漏れがある
  - 腹圧による軽い尿漏れ → スクワットなどで骨盤底筋を鍛える重要性、吸水シートによる対処法などを案内。症状が一定期間続く場合は受診勧奨
  - 切迫性の尿漏れ（トイレまで我慢できずに漏れてしまう） → **受診勧奨**

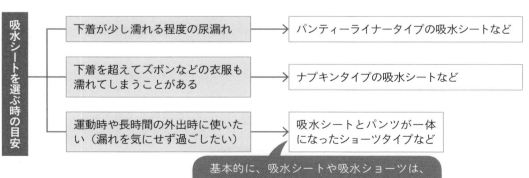

吸水シートを選ぶ時の目安

- 下着が少し濡れる程度の尿漏れ → パンティーライナータイプの吸水シートなど
- 下着を超えてズボンなどの衣服も濡れてしまうことがある → ナプキンタイプの吸水シートなど
- 運動時や長時間の外出時に使いたい（漏れを気にせず過ごしたい） → 吸水シートとパンツが一体になったショーツタイプなど

> 基本的に、吸水シートや吸水ショーツは、介助なく自力で排泄ができる人が対象

▶ 使用者の確認

年齢	小児	・小児科の受診が望ましい
	高齢者	・基礎疾患がある場合は、かかりつけ医に相談 ・家族の管理の下で薬を使用
基礎疾患・既往歴	糖尿病、腎臓病、高血圧症など	・主治医に相談（基礎疾患の影響や、服用している薬剤の副作用なども考えられるため）
	前立腺肥大症	・かかりつけの医師、もしくは泌尿器科で相談
	膀胱炎、前立腺炎などを繰り返している	

受診勧奨の目安

- ●発熱や強い痛みをともなう（排尿痛や下腹部痛、背部痛など）
- ●尿の濁りがある、おりものが多い、尿に血が混じっている
- ●症状が一定期間続き、慢性的になっている（もしくは再発を繰り返している）
- ●日常生活に支障が出ている（切迫性の失禁があり、外出できない。夜間頻尿で睡眠がとれないなど）
- ●糖尿病、前立腺疾患などの基礎疾患がある
- ●医師に利尿剤などを処方されている（薬剤の影響で多尿になることがあるため）

販売時のポイント

　排尿に関する悩みはデリケートでもあるため、聴き取りには配慮が必要です。どんな症状が一番つらいのか、症状がいつから出ているのか、生活にどれくらい支障が出ているのかなどを聴き取っていきますが、選択できるアイテムが少ないこともあり、**市販薬でできること、病院を受診するメリット**などを丁寧にお伝えすることも大事です。

　尿トラブルに対応する市販薬のほとんどは漢方薬ですから、処方の選択を行うにあたっては、中医学の知識が役立ちます。症状や証が合っていれば、漢方薬によって症状が改善することもありますが、一定期間服用しても効果が得られない場合は、医療機関を受診するようお伝えしまし

ょう。

　また、日常生活の質の向上をサポートするための尿ケア製品のご案内や提案も、登録販売者の重要な役割です。それらの製品の特徴を把握し、選択の目安などを説明できるようにしておきましょう。

接客事例

排尿痛と残尿感がある ································ 【40代、女性】

お客様　昨日から排尿痛がつらくて、何度もトイレに行きたくなったり、残尿感もあってすっきりしません。排尿痛と残尿感に効くお薬はありますか？

販売者　それはおつらいですね。昨日からということですが、以前にも同じような症状が起きたことはございますか？

お客様　はい。<u>半年ほど前に同じような症状で病院へ行ったら膀胱炎だといわれて</u>、抗生物質の内服薬を飲んで治ったのですが、今回もその時と同じ症状です。でも、忙しくて病院へ行く時間がないので、市販のお薬で治したいです。

販売者　そうでしたか。膀胱炎の主な原因は細菌感染ですので、医療機関では抗生物質の内服薬が処方されていたと思います。ただ、**抗生物質の内服薬は市販されておらず、膀胱炎の諸症状に対応できる市販薬は「漢方薬」となるのですが、よろしいでしょうか？**

お客様　わかりました。私の症状に効く漢方薬はありますか？

販売者　お客様の状態に合った漢方薬を選ぶために、症状をもう少しおうかがいしたいのですが、<u>体の冷えなどは感じることはございますか？　また、尿の濁りや、おりものが増えたなどの変化はございませんか？</u>

お客様　エアコンがきいている部屋にいる時間が長いので、体はだいぶ冷えていたと思います。尿の濁りは少しあるかもしれませんが、おりものの変化は特に自覚していません。

販売者　承知いたしました。お客様の症状には、こちらの「ボーコレン」が合っているかと思います。**五淋散という漢方処方なのですが、排**

> 膀胱炎の諸症状の場合、基本は医療機関への受診勧奨。特に短期間で再発を繰り返しているようなら、受診していただく。

> 痛みや炎症の強さ、熱感や下腹部痛、冷えなど、具体的に聴き取ると商品が選択しやすくなる。

尿トラブル・排泄の悩み

尿時の痛みや残尿感に効果を発揮します。1回4錠の1日3回で、4日分の容量となっておりますので、この4日間は用法用量を守ってしっかりお飲みください。痛みなどが緩和しても、4日間は服用を継続してください。また、水分も多めに摂っていただくようにお願いいたします。4日間服用しても症状が改善しない場合は、医療機関を受診してくださいませ。

（お客様）　わかりました。

（解説）...

　　五淋散は、体の冷えがベースにあり、排尿時のツーンとする痛みや残尿感などの急性期の症状に対して、比較的スピーディーに効果を発揮する漢方薬です。膀胱や尿道などの炎症を取りながら、血流をよくして下半身を温める働きもあります。尿が白く濁っていたり、おりものが多い、下腹部に熱感や痛みがあるなど、炎症傾向が強い場合には竜胆瀉肝湯を提案することもあります。

> ●「ボーコレン」の成分は五淋散料エキス（ブクリョウ、トウキ、オウゴン、カンゾウ、ジオウ、タクシャ、モクツウ、カッセキ、シャゼンシ、シャクヤク、サンシシ）。

夜間にトイレで目が覚めるのがつらい ·················【50代、男性】

（お客様）　年齢のせいか、このごろ夜中にトイレに起きるようになって困っているのですが、何かいいお薬はありますか？

（販売者）　それはおつらいですね。いつごろから続いているのでしょうか？夜中に何回くらいトイレに起きますか？

（お客様）　1か月くらい前からで、それまではトイレに起きることはあまりありませんでした。回数は一晩に1回です。

（販売者）　そうでしたか。少し立ち入ったことをお聞きしますが、日中にもトイレの回数が多くなったと感じていらっしゃいますか？　また、排尿時に尿の出が悪いと感じたり、足腰のだるさ、目の疲れなど、最近気になっている不調はございませんか？

（お客様）　日中のトイレの回数は特に気になりません。排尿する時に少し時

> 症状はいつからか、日中の尿の回数や排尿困難など、ほかの症状も具体的に聴き取る。

間はかかるようになったかな。足腰の疲れやすさや、目の疲れも感じています。

(販売者) そうでしたか。夜間にトイレで目が覚めてしまう「夜間頻尿」に効果のある八味地黄丸という漢方薬がありまして、疲れやすさや冷え、かすみ目などの症状をともなう場合に、効果を発揮することがございます。体が冷えているような感じ、もしくはほてりやのぼせ感などはございますか？

(お客様) ほてりやのぼせ感はないと思います。どちらかというと冷えているほうかもしれません。

(販売者) 承知いたしました。お客様の症状には、こちらの「クラシエ八味地黄丸A」が合っているかと思います。ただ、**前立腺肥大などが要因になっていることもございますので、2週間から1か月ほど服用を続けても症状が改善しない場合には、服用をやめて泌尿器科でご相談くださいませ。**

服用する期間の目安や、改善しない場合の対処法などもお伝えする。

(お客様) わかりました。

解説

夜間頻尿は、加齢にともなう不調として中高年男性からの相談の多い症状です。冷えや疲れ、腰痛、かすみ目などの不調をともなう場合には、八味地黄丸が新陳代謝機能を高め、症状の改善を助けます。体全体の機能低下を改善したり、体を温める働きがあります。

● 「クラシエ八味地黄丸A」の処方は、ジオウ、サンシュユ、サンヤク、タクシャ、ブクリョウ、ボタンピ、ケイヒ、ブシ。

ふいの尿漏れが気になります 【40代、女性】

(お客様) お腹に力を入れた時などに、尿が少し漏れてしまうことがあって悩んでいるのですが、市販薬で治すことはできますか？

加齢にともなう尿トラブルとして、店頭での相談が多い事例。

(販売者) それはお困りですね。このような症状はいつごろから続いているのでしょうか？

お客様 2週間くらい前からです。毎日のことではないのですが、下着が濡れるのが気持ち悪いし、臭いも気になってしまいます。

販売者 <u>トイレが近い、排尿痛や残尿感など、ほかの不調はございませんか？</u>

> 尿漏れ以外の不調がないか確認する。

お客様 排尿痛や残尿感は特にありません。ただ、ふいに漏れてしまうことがあるので、ちょっとした外出も不安で……。

販売者 そうでしたか。頻尿や排尿痛、残尿感などがある場合には、漢方薬をご提案させていただくこともございますが、**骨盤底筋という筋力の低下などによって、くしゃみや咳をした時などに、わずかに尿が漏れるなどの症状が起こることがあり、その場合はスクワットなどの下半身の筋トレで改善することも多いんです。**

お客様 そうなんですか?!

販売者 **改善するまでの間、ふいの尿漏れへの対策としては、「ロリエ さらピュア吸水ライナー」をお使いいただくとよろしいかと思います。** 下着が少し濡れるくらいの量でしたら、薄型のライナータイプの吸水シートでの対応も可能ですし、もっとしっかり吸水してくれるナプキンタイプもございます。消臭対策もされていますので、不安は軽減されるかと思います。

> 尿漏れの量によっては、ライナータイプより、ナプキンタイプやショーツタイプが適していることもある。

お客様 わかりました。生理用ナプキンと使い方は同じですか？

販売者 はい。経血と尿は性質が異なるため、尿専用のシートをおすすめしておりますが、使い方は同じです。稀に、過活動膀胱などの病気が背景にあることもあるため、一定期間、腹筋やスクワットなどを続けても改善しない場合や、尿漏れの症状が悪化してきたと感じた場合には、泌尿器科でご相談くださいませ。

お客様 わかりました。

解説 ⋯⋯⋯⋯⋯⋯⋯⋯⋯⋯⋯⋯⋯⋯⋯⋯⋯⋯⋯⋯⋯⋯⋯⋯⋯⋯⋯⋯⋯⋯⋯⋯⋯⋯⋯⋯⋯⋯

　　頻尿や排尿痛、残尿感などの不調をともなう場合には、猪苓湯や八味地黄丸などの漢方薬を提案することもあります。膀胱炎の可能性がある場合は受診勧奨しましょう。尿漏れはデリケートな悩みですから、外出時の不安を訴える人も少なくありません。吸水シートなどの衛生用品も丁寧に提案してみましょう。

●「ロリエさらピュア吸水ライナー」（3cc、10ccの２種類）は、短時間の外出や、下着がうっすら濡れるくらいの尿漏れに適する。それ以上の量なら、ナプキンタイプがおすすめ。

大人用紙おむつ・尿パッド（介護用品）

　社会の高齢化にともなって、介護用品である尿パッドや大人用紙おむつの市場も拡大しつつあります。一昔前までは、家族など介護者の方から相談を受けるケースが大半でしたが、アクティブな高齢者が増えたことや、自身の健康への関心の高まりもあり、不快な症状に悩む使用者本人から相談を受けるケースも、少しずつ増えているように感じます。

　また、超薄型パンツなど、多種多様な尿ケア製品が開発・販売されるようになり、悩みに応じた商品選択ができるようにもなっています。尿パッドや大人用紙おむつは、組み合わせて使用することも多いため、それらを選択する際の基本的な知識について、まとめておきたいと思います。

尿パッド	・男性用、女性用、男女共用	・下着に貼って使うパッド
	・テープ止めタイプ用パッド	・パンツタイプ用パッド
紙おむつ	・パンツタイプ	
	・テープ止めタイプ	

▶ 尿パッドと吸水シートの違い

　軽い尿漏れなどに対しては、テープで下着に貼って使用する吸水ライナーや吸水ナプキンが選択肢になります。それらの製品パッケージには「10cc・50cc・100cc」などのように、吸収できる**水分の量**が記載されており、漏れてしまう尿量がごくわずか、もしくは少量である人向けの製品です。

　また、吸水ライナーや吸水ナプキンは、基本的におりものシートや生理用ナプキンと同じような形状や厚みになっており、衣服の上からも目立ちにくくなっています。そして、吸水ライナーや吸水ナプキンは、**自力で問題なくトイレに行ける人、日常生活の動作において介助を必要としない人向け**といえるため、「介護用品」ではなく「サニタリー用品」に位置づけられています。

　一方、介護用品としての尿パッドは、吸水ライナーや吸水ナプキンと比較すると厚みがあったり、形状や大きさもさまざまです。パッケージには「おしっこ２回分・４回分」など**尿の回数**が表示されている製品が大半。漏れてしまう尿の量が多い、トイレに行くまでに間に合わずに排尿

してしまう、自力ではトイレに座れないなど、**日常生活において何らかの介助が必要な人向け**の製品といえるでしょう。

　一部、下着に貼って使用するタイプもありますが、**ほとんどの尿パッドは、大人用のテープ止め紙おむつや、パンツタイプの紙おむつと組み合わせて使用**します。寝て過ごす時間の多い人、介助があればトイレに行ける人など、使用する人の状態や、性別、体格などに応じて提案します。パンツタイプ用とテープ止めタイプ用では、形状が異なりますので、外側の紙おむつのタイプに合わせて選びましょう。

▶ **パンツタイプ紙おむつ用尿パッド**

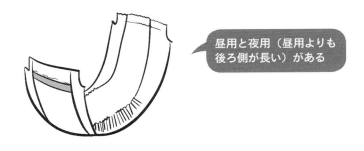

昼用と夜用（昼用よりも後ろ側が長い）がある

▶ **テープ止め紙おむつ用尿パッド**

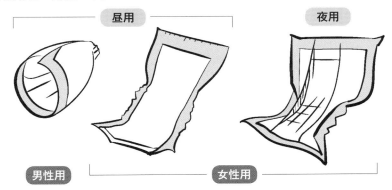

昼用

夜用

男性用

女性用

◗ 紙おむつの種類

パンツタイプ	おしっこ1～2回程度を吸収する薄型のタイプから、4～7回分程度を吸収する厚型の長時間タイプまである。尿パッドと合わせて使うことで、パンツを交換する頻度を減らすことができ、コストや手間を軽減できる。 【適している人】 ・1人で外出できる ・1人で歩ける（もしくは介助があれば歩ける） ・介助があれば（もしくは自力で）、立ち上がったり、座ったりできる ・トイレに座って排泄することができる ・ズボンや下着の上げ下ろしができる ・下着のような感覚で使いたい
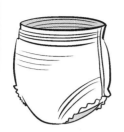 テープ止めタイプ 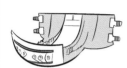	平均して、おしっこ2～4回程度を吸収できる。両サイドのテープの貼る位置によって、ヒップ周りのサイズを調整する。テープ止めタイプ用の尿パッドを重ねて使うことで、吸収力を補ったり、コストを軽減できる。 【適している人】 ・寝て過ごすことが多い ・座ることが難しく、トイレで排泄できない ・交換するのが主に介護者（寝たまま交換することが多い）

　薄型のパンツタイプの紙おむつを「リハビリパンツ」と呼ぶこともあります。軽い力でも上げ下げできるパンツタイプは、自立排泄のリハビリテーションにも最適です。

　パンツタイプを交換する際には、ズボンを一度脱ぐ必要があるため、「交換が面倒」と相談されることもあります。左右にテープがあり、ズボンを全部脱がなくても交換が可能なパンツタイプや、両サイドが手で簡単に切れるように設計されているパンツもあるので、提案してみるといいでしょう。

◗ **汚れたパンツを交換する時**

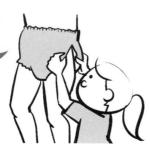

サイドのつなぎ目を引っ張り、破いて外せる

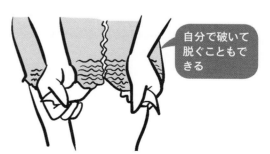

自分で破いて脱ぐこともできる

▶ **サイズ選びの基準**

　製品を選ぶ時の目安は、パッケージに表示されている**吸収できる排尿回数**と**サイズ**です。通常、1回あたりの排尿量を150mlとして「○回分」と表記されています。使用者の体格に応じて、S・M・L・LLなどのサイズ選びも重要です。一般的に、**パンツタイプの紙おむつはウエスト周りのサイズ**を基準に、**テープ止めタイプの紙おむつはヒップ周りのサイズ**を基準に選びます。

　大人用のパンツタイプの紙おむつは、S〜LLまでのサイズ展開が一般的で、もっとも小さなSサイズでも、ウエストサイズが50cm〜75cmと幅があるため、小柄な人や体格が華奢な人から、「もっと小さなサイズはありませんか？」と相談されることもあります。

　本人の体格に合ったサイズを探せず、やむを得ずベビー用の紙おむつで代用しているケースに遭遇することがあり、そんな時にはSSサイズを取り扱っているメーカーをご案内することもあります。

〈**商品例**〉

はくパンツ ジュニア SSサイズ（リフレ）	ウエストサイズ：45〜60cm
	・「ベビー用より大きく、大人用より小さいサイズ」として、おしっこ4回分を吸収するパンツタイプの紙おむつ ・リフレには、テープ止めタイプにもSSサイズがある

ちなみに、ベビー用紙おむつの「メリーズパンツ」（花王）の「ビッグより大きいサイズ」は、ウエストサイズが46〜64cmとなっています。

紙おむつ・尿パッドの選び方

　大人用紙おむつを選ぶ時のポイントについて、簡単にまとめます。自立排泄の基本は「座る」ことですから、座ることが可能であれば選択肢も増えます。外出時、睡眠時など、どんな場面で使用したいのか、使う人の状態や介護する側の要望などを聴き取り、必要に応じて提案していきましょう。

▶ 使用者（介護される人）の状態に合わせて選ぶ

性別は？	・尿パッドは製品によって、男性用・女性用・男女共用などがある ・パンツタイプやテープ止めタイプの紙おむつは、基本的に男女兼用
どんな時に漏れる？	・くしゃみや咳など、お腹に力を入れた時に漏れてしまう ・尿意や便意が起こると、我慢できずに漏れてしまう ・気づかないうちに、ダラダラと尿や便が漏れてしまう　など
漏れる量は？	・尿や便のほぼ全量が漏れてしまうのか、半分程度、少量など、1回あたりの漏れる量を確認する
漏れる回数は？	・1日に何回くらい排尿や排便があり、そのうち何回くらい漏れてしまうのか ・日中と夜間では、漏れる回数に変化があるのか　など
何が漏れるか？	・尿のみが間に合わずに漏れてしまう ・尿も便も漏れてしまう ・軟便気味で、便が常に漏れてしまう　など

▶ 状態に合わせた選び方

・尿意を感じてからトイレまで間に合わずに、わずかに漏れてしまう
・尿漏れの量はわずかで、服を濡らすことはない
→ 普段の下着に貼って使うタイプの吸水ナプキンや尿パッド

・1人で歩いてトイレまで行ける
・ズボンや下着の上げ下ろしができる
・漏れる尿量は少量～中量
・外出時や運動をする時に、下着や服を濡らす不安がある
→ 薄型のパンツタイプ

・1人で、もしくは介助があればトイレまで行ける
・漏れる尿量が多い、もしくは全量漏れてしまうことが時々ある
・長時間の外出や旅行に使いたい
・日中よりも夜間の尿量が多く、夜間に使いたい
→ ・長時間用、夜用などのパンツタイプ
・薄型パンツ＋尿パッド

尿トラブル・排泄の悩み

137

・座る姿勢を保つのが困難でトイレで排泄できない ・寝て過ごすことが多く、起き上がることが難しい ・パンツタイプでは、尿や便が背中や股から漏れてしまう ・おむつの交換も横になったままで行っている

→

・テープ止めタイプ＋尿パッド ・テープ止めタイプ＋軟便モレパッド

・1回の尿量が多い ・排尿の回数が多い

→

テープ止めタイプ＋超吸収尿パッド

一般的に、高齢になると1日に排泄する尿量が減るといわれますが、回数が頻繁だったり、日中よりも夜間の尿量が多いなど、高齢者特有の傾向もあるようです。また、体調不良などにより下痢や軟便がある時に使用する、「軟便モレ」用のパッドなども販売されています（例：アテント お肌安心パッド 軟便モレも防ぐ（エリエール）など）。

Column　　　　紙おむつのコストが気になる時は？

　パンツタイプの紙おむつや、テープ止め紙おむつのみを使用すると、排尿するたびに交換することになり、1日に使用する枚数がどうしても増えてしまいます。紙おむつと尿パッドを重ねて使うと、パッドの交換だけで済むこともあるため、交換の手間や経済的なコストの軽減に役立ちます。

　その際、紙おむつと尿パッドは同じメーカーのものを使用するようにすると、サイズ感やフィット感がよく、横モレなども起きにくいとされています。パンツタイプの紙おむつ、テープ止め紙おむつともに、尿パッドを重ねる際には、紙おむつの左右のギャザーの内側にパッドを収めるのがポイントです。

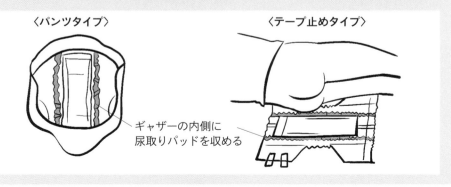

〈パンツタイプ〉　　　　　　　〈テープ止めタイプ〉

ギャザーの内側に
尿取りパッドを収める

▶「病院や施設で使っていたものと同じものが欲しい」という相談

　店頭では、「施設で使っていたものと同じものが欲しい」といった相談を受けることも多々ありますが、一般的に尿パッドや紙おむつなどの排泄ケア用品は、メーカーごとに「病院／施設用」と「店頭／在宅用」があり、商品名や規格（枚数）、製品パッケージなどが異なることがあります（病院・施設用は、いわゆる「業務用」として通信販売などで購入できることもあります）。

　主要メーカーの公式サイト内では、**病院・施設で使用している尿パッドやおむつと同じ市販の製品**がわかるように製品の一覧表を掲載していますので、接客の際の参考にしてください。

リリーフ（花王）	
●家庭用リリーフ対応表 https://pro.kao.com/jp/medical-kaigo/products/haisetsu-care/relief/list/	
ライフリー（ユニ・チャーム）	
●おむつ対応商品一覧 https://jp.lifree.com/ja/procare/charts.html	
アテント（エリエール）	
●おむつ選びのご案内 https://www.elleair.jp/_var/pdf/brand/attento/attento_productslist_210308.pdf	
リフレ（リブドゥコーポレーション）	
●おむつ選びのご案内 https://www.refre.livedo.jp/wp-content/themes/livedo/common/pdf/for_home_facility_hospital_table.pdf	
サルバ（白十字）	
●病院・施設向け大人用おむつ https://www.hakujuji.co.jp/health/	

※2021年11月現在

▶ その他の排泄ケア用品

清拭剤・洗浄液	・水を使わずに髪の毛や地肌の汚れを落とすドライシャンプー ・入浴できない時に、お湯に溶かして拭き、肌の清潔を保つ清拭剤 ・排便後、おむつ交換時に、お湯と混ぜてお尻を洗う洗浄剤 ・お尻洗浄剤用のシャワーボトル
清拭用タオル	・「お尻用」「からだ用」など、清拭・洗浄に使用するウェットタオル（使い捨て）
ケアシーツ	・布団の上に敷いて使う吸水・防水シート（使い捨て） ・布団の上に敷いて使うケアシート（洗って使えるタイプ）
使い捨て手袋	・おむつ取り替え時などに使用する手袋

　介護保険を利用している場合、ケアマネジャーなどの専門家に相談しながら、紙おむつを使い始めるタイミングや、パンツタイプからテープ止めタイプに変えるタイミングなど、使用者の状態も考慮しながら決めていくことも大事です。

「一度紙おむつを使い始めると、もうもとの状態には戻れないのでは？」などの不安を抱えていたり、紙おむつを使うことへの羞恥心や戸惑いを抱えて悩んでいることもあるため、人間の尊厳や生活の質を保つための丁寧な関わりも大切だと感じます。介護する側の利便性や、使用者の状態に応じた提案ができるよう、排泄ケア用品の商品知識を身につけておきましょう。

> 紙おむつ、パッド類の購入費（傷病によりおおむね6か月以上寝たきりで、医師の治療を受け、おむつを使う必要があると認められた場合）も医療費控除の対象です。

眠気防止・睡眠改善

眠気・眠りに関する相談の特徴

- 受験勉強中や長時間の車の運転中の眠気を防止したい。
- 睡眠不足による眠気や倦怠感を解消したい、頭をすっきりさせたい。
- 寝つきが悪く、眠りが浅い、夜中に目が覚めてしまうなど、「熟睡できない」悩みも多い。
- 更年期症状や加齢による睡眠障害など、睡眠に関して慢性的な悩みを抱えている人も。

　睡眠に関連した市販薬は少ないですが、「眠れない」という相談は、中高年層の方々から受けることが多く、年々増えている印象です。睡眠時間は長ければよいというわけではなく、5時間ほどの睡眠でも大丈夫な人もいれば、10時間近く眠らないとすっきりしない人もいて、適切な睡眠時間には個人差があります。最近では、**睡眠不足の蓄積（睡眠負債）が、糖尿病などの生活習慣病、その他の病気のリスクを高める**こともわかってきています。

眠気の解消に関する相談

　店頭では、「眠れない」という悩みとともに「眠気を解消したい」という相談もあり、カフェイン類を主成分とする眠気防止薬や清涼飲料水などもよく売れています。仕事や学業などに集中して頑張っていても、一定の疲労が溜まれば、眠くなったり体を休めたくなるのは自然な反応ですから、その眠気を除去するのは至難の業でもあります。

　カフェインを摂ると神経が興奮し、頭がすっきりして目が冴えてくる感覚が生じますが、それは一時的な作用で「偽物の元気」です。疲労そのものがなくなるわけではなく、「元気の前借り」をしているようなもの。負債はどんどん増えていきます。

　また、睡眠は体を休めるためだけではなく、脳の疲労を回復させる時間でもありますから、集中力が必要な仕事に従事している人や受験生などは、睡眠リズムを整える工夫も大事です。

▶ 眠気防止薬について

　車の長距離運転などで、眠気が生じると困る時など、**やむを得ない場合に服用するのが眠気防止薬**です。体が疲れて眠くなるのはヒトの生理現象ですから、その抑制が体への大きな負担になることはいうまでもありません。また、眠気防止薬の主成分であるカフェインは、空腹時に服用すると胃粘膜を荒らすことがあります。胃潰瘍の診断を受けた人や、胃酸過多の症状がある人は服用を避けましょう。また、尿量を増加させる利尿作用もあります。

▶ カフェインには依存性がある

　やむを得ない時に適量のカフェインを摂取するのはいいのですが、「飲まないと疲れが取れない」「頭がすっきりしない」などの理由で**連用してしまい、依存症になっている**ケースや、**定量では効かなくなり、飲む量が増えてしまっている**ケースに遭遇することもたびたびあります。

　また、常にカフェインを摂取していると、飲むのを止めた時に頭痛や疲労感、眠気、倦怠感などの**離脱症状**が出ることもあります。そうしたつらさを解消するために、また眠気防止薬を飲むといった負のサイクルに陥ることも。

▶ カフェインは1日にどれくらい摂っていいのか?

　眠気防止薬の主成分であるカフェインは、中枢神経系を興奮させる作用によって頭をすっきりさせたり、眠気を除去してくれます。鎮痛薬やかぜ薬、栄養ドリンク剤などのほか、コーヒーや緑茶、紅茶、コーラなどの炭酸飲料、チョコレートなどにも含まれており、気がつかないうちに摂りすぎていることもあるかもしれません。

　カフェインを過剰摂取すると、中枢神経系の刺激によるめまい、不安、手足の震え、興奮、心拍数の増加、不眠症、下痢、吐き気等の健康被害をもたらすこともあり、特に小児や妊婦、授乳婦では、摂りすぎに注意が必要です。

眠気防止薬におけるカフェインの上限	
1回摂取量：カフェインとして200mg	1日摂取量：カフェインとして500mg

　医薬品の場合は、成分名や配合量、用法・用量を表示して、使い方を守るように明記する必要があります。一方、清涼飲料水にはそのような規制はなく、製品によっては医薬品に匹敵、もしくは上回る量のカフェインを含んでいる場合もあります。

　国際的には、健康な成人の1日のカフェイン摂取量（食品等も含む）の安全性上の上限は

400mgとされており、世界保健機構（WHO）は、流産や新生児の低体重のリスク軽減のため、妊婦に対しては1日300mgを超えないことを推奨。妊婦や子どもに対して、健康に悪影響のない1日あたりの最大摂取量の目安を設定している国もあります。

　エナジードリンクなどを大量に飲用したことによる中毒死や、過剰摂取による健康への悪影響は、メディア等でも取り上げられていますが、危険性については店頭でも丁寧に情報提供していく必要があるでしょう。

▶ 海外で設定されているカフェインの摂取量の目安

対象		健康に悪影響のない 1日あたりの最大摂取量	機関名
妊婦		300mg	オーストリア保健・食品安全局
		200mg	英国食品基準庁
		300mg	カナダ保健省
子ども	全体	2.5mg/kg体重	
	4〜6歳	45mg	
	7〜9歳	62.5mg	
	10〜12歳	85mg	
健康な人		400mg	

参考：内閣府「食品安全委員会e-マガジン【読み物版】生活の中の食品安全—食品中のカフェインについて—その1」2018年1月12日配信

▶ 食品や清涼飲料水等に含まれるカフェインの量（目安）

缶コーヒー（ブラック）：85mg／1缶
コーラ：40mg／1缶
インスタントコーヒー：114mg／1杯
板チョコレート（ミルク）：15mg／1枚
ブラックガム：12mg／1枚（粒）

缶コーヒー（微糖）：110mg／1缶
ココア・紅茶：60mg／1杯
ドリップコーヒー：120mg／1杯
眠気覚ましドリンク：150mg／1本

不眠に関する相談

　不眠に関する相談も、近年とても増えているようです。睡眠薬や睡眠導入薬は、医療機関で処方してもらうしかありませんが、病院で処方されている睡眠薬と同じような効き目の市販薬があると期待して来店されるお客様も少なくありません。対応に困った経験がある登録販売者も多いのではないでしょうか。

　睡眠には、ノンレム睡眠とレム睡眠があり、成人の場合はこの2つが約90分の周期で繰り返されています。睡眠時間は6～8時間が理想といわれていますが、最適な時間は人によって違いますし、疲れ具合やその時の状態、季節などによっても変化します。また、一般的に年齢を重ねると睡眠時間や睡眠の質も変化していくといわれています。

▶ **睡眠のリズム**

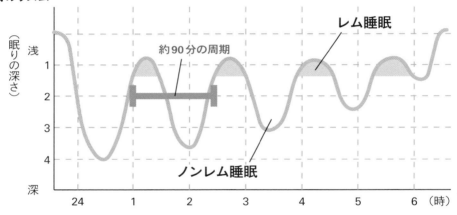

　一般的に、30代くらいまでは、深い睡眠を得やすく、「眠れない」という悩みはあまり多くないのですが、中高年になると、眠りが浅くなったり、途中で目が覚めるようになったり、やたら夢を見るようになったり、眠りの深さや長さが変化していきます。個人差はありますが、多かれ少なかれ、誰にでも起こることなので、超高齢社会において不眠の相談が増えるのは自然な流れなのかもしれません。

　店頭では、「若いころは8時間くらいぐっすり眠れたのに、今は6時間くらいで起きてしまう……」といった相談を受けることがよくありますが、朝の目覚めがすっきりしていて、昼間もウトウトするようなことがないなら、6時間睡眠が今の体に適しているといえるのかもしれません。「睡眠時間が2時間も減った！」と焦るのはストレスになりますから、変化を受け入れてい

ただくことも大事です。

　一方で、うつ病などが背景にある睡眠障害もあります。気分の落ち込みや食欲の低下、体重減少などをともなう場合には、医療機関への受診を促しましょう。

睡眠障害と不眠症

　そもそも、睡眠障害とはどんなものを指すのでしょうか？　「睡眠障害＝不眠症」と思われがちですが、睡眠障害とは単に「眠れない」ことだけではなく、睡眠に関連するさまざまな不快な症状の総称です。また、睡眠時間の長さはあまり重要ではなく、本人が「ぐっすり眠れていない」「快眠できない」と自覚する状態が、慢性的に続いている場合を不眠症といいます。

▶ 自覚症状やサイン

○寝つきが悪い	○いびき、無呼吸
○熟睡できない（眠りが浅い）	○寝ぼけ行動
○夜中に何度も目が覚める	○日中に眠気が襲ってくる
○起きたい時間よりも早く目が覚める	○悪夢ばかり見る
○就寝時に足がほてるなどの異常感覚	○寝ても疲労感が残っている

▶ 不眠症の原因

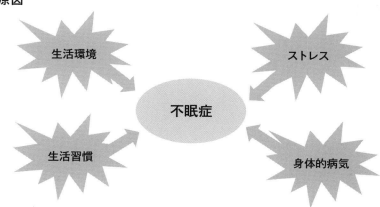

生活環境

ストレス

不眠症

生活習慣

身体的病気

不眠症の原因は1つとは限らず、さまざまな要因が重なっていることもあり、対応は容易ではありません。

▶ 不眠症のタイプ

眠れない状態が慢性的に続く場合を不眠症といいますが、頭痛やめまい、動悸、胃腸の不調、倦怠感、肩こり、腰痛、イライラ、気分の落ち込み、体重減少など、さまざまな不調をともなうことが多いため、店頭で受ける相談は非常に切実です。

不眠症は、症状や傾向によって主に下記の4つのタイプに分類することができます。

入眠障害タイプ	・寝つきが悪い。布団に入ってから入眠するまでに時間がかかる ・一旦寝てしまえば、朝までぐっすり眠れる ・若い世代から高齢者まで年齢を問わず見受けられる ・店頭での相談は、このタイプがもっとも多い
熟眠障害タイプ	・夢を見ている時間が長く、ぐっすり寝た気がしない ・少しの物音でも目が覚めてしまう ・「眠りが浅い」と感じている ・高齢者や神経質な性格の人などに見受けられる
中途覚醒タイプ	・睡眠中に何度も目が覚めてしまう ・一旦目が覚めると、その後眠れなくなる ・夜間頻尿などの症状をともなうことも ・高齢者によく見受けられるタイプ
早朝覚醒タイプ	・早朝、本来起きたい時間よりも早くに目が覚めてしまう ・高齢者によく見受けられるタイプ

▶ 不眠症の要因

環境要因	・眠る時の環境に要因がある 例：物音がうるさい（同居する家族のいびき、歯ぎしり、屋外の車のエンジン音、隣家の物音など）、部屋が明るい、寝室が暑すぎる（寒すぎる）、枕やマットレスが体に合っていない、など
生理的な要因	・体内時計のリズムが乱れている 例：海外旅行による時差ぼけ、深夜勤務と日勤の繰り返し、など
心理的な要因	・精神的ストレスや仕事や日常生活における悩み ・イライラ、不安、過度の緊張感

生活習慣	・アルコールの摂りすぎ（過剰なアルコール摂取は深い睡眠を妨げる） ・コーヒーなどカフェインを含む食品の摂りすぎ ・運動不足、不規則な食生活
別の病気が要因	・発熱、咳や鼻づまりなどの風邪の諸症状、喘息、皮膚のかゆみなどにより睡眠が妨げられる ・夜間頻尿、高血圧や糖尿病、うつ病などの疾患、治療のために服用している薬剤による影響など

睡眠障害・不眠症の治療法

　睡眠障害や不眠症の治療には、まずは**医療機関での診断が必要**になります。一般的には、内科、心療内科、精神科などを受診していただきます。基礎疾患を抱えている人の場合は、まずはかかりつけ医に相談していただくといいでしょう。

　医療用の睡眠薬は、作用の長さによって、①超短時間作用型　②短時間作用型　③中時間作用型　④長時間作用型といった分類がされています。いわゆる「睡眠導入薬」は①の超短時間作用型の薬で、寝つきが悪いという人には、一般的にこちらが処方されます。

　不眠のタイプやその人の状態に応じて、医師が判断して処方します。不眠の状態が長く続いている人や、不眠によって食欲が減退したり、体重が減少している場合には、医師の診断を受けていただくとよいでしょう。

「病院へ行くのが面倒くさい」「時間がない」などの理由で店頭に相談に来られるお客様も多いですが、**睡眠薬の代用となるものは市販薬にはない**ので、医療用医薬品と市販薬の違いや、受診のメリットなどについてお伝えしましょう。

▶市販薬でできること

「不眠症」と一口にいっても非常に多様で、146ページの4つのタイプのどれか1つに該当する場合や、複数のタイプの特徴を併せ持つ人もいます。お客様は「眠れない」とだけ訴えてくる場合がほとんどなので、「どんな風に眠れないのか？」を聴き取っていくといいですね。

睡眠改善薬 （市販薬）	・抗ヒスタミン作用を利用して、眠気を起こす ・寝つきが悪い時など、一時的な不眠に使用する ・慢性的な不眠に悩む人や、睡眠薬を常用している人などにはおすすめできない ・中途覚醒や早朝覚醒のタイプの人にはあまり適さない

安眠サプリメント	・栄養の補給により睡眠の質を高める ・ストレスの軽減や疲労回復のサポート
漢方薬	・気・血・水の巡りをよくし、体全体を整え、自然な眠りを促す ・不眠のほかに、胃腸の不調や肩こり、頭痛などの症状をともなう人に

　睡眠改善薬も漢方薬も、睡眠の質を上げたり、眠りやすくなるよう働きかけるといった目的は同じですが、アプローチが異なります。前者が脳に直接働きかけて睡眠を促すのに対して、後者は血流や水分代謝を整えるなど、体全体の不調を改善しながら、徐々に不眠を改善していきます。

　また、昨今、ニーズが高まっている安眠サプリは、睡眠に必要なアミノ酸などの栄養を補うことで、寝つきやすい状態を間接的にサポートするものです。ヒトは眠る時にもエネルギーを消耗しますから、タンパク質や糖質、脂質などの栄養素をしっかり摂ることも、睡眠の質を上げるために重要です。

医薬品は効能・効果を謳うことができますが、サプリメントは「不眠に効果がありますよ」などということはできません。

眠気防止薬や睡眠改善薬に配合される主な成分

抗ヒスタミン成分	
主な成分名	ジフェンヒドラミン塩酸塩
作用	寝つきが悪い、眠りが浅いなど、一時的な不眠症状を緩和する
中枢神経作用成分	
主な成分名	カフェイン水和物、無水カフェイン、など
作用	大脳皮質に作用し、眠気を除去する

ビタミン類・ミネラル・アミノ酸	
主な成分名	ビタミンB1、ビタミンB2、ビタミンB6、ニコチン酸アミド、グリセロリン酸カルシウム、パントテン酸カルシウム、タウリン、イノシトール（イノシット）、など
作用	栄養を補給し、疲労の回復を助ける

不眠に用いる代表的な漢方薬

柴胡加竜骨牡蛎湯（さいこかりゅうこつぼれいとう）	体力中等度以上で、精神不安があって、動悸、不眠、便秘などをともなう次の諸症：高血圧の随伴症状（動悸、不安、不眠）、神経症、更年期神経症、小児夜泣き、便秘
桂枝加竜骨牡蛎湯（けいしかりゅうこつぼれいとう）	体力中等度以下で、疲れやすく、神経過敏で、興奮しやすいものの次の諸症：神経質、不眠症、小児夜泣き、夜尿症、眼精疲労、神経症
加味帰脾湯（かみきひとう）	体力中等度以下で、心身が疲れ、血色が悪く、ときに熱感をともなうものの次の諸症：貧血、不眠症、精神不安、神経症
抑肝散（よくかんさん）	体力中等度で、神経がたかぶり、怒りやすい、イライラなどがあるものの次の諸症：神経症、不眠症、小児夜泣き、小児疳症、歯ぎしり、更年期障害、血の道症　商品例　アロパノール（全薬工業）など
酸棗仁湯（さんそうにんとう）	体力中等度以下で、心身が疲れ、精神不安、不眠などがあるものの次の諸症：不眠症、神経症　商品例　漢方ヒロレス、漢方ナイトミン（小林製薬）など
加味逍遙散（かみしょうようさん）	体力中等度以下で、のぼせ感があり、肩がこり、疲れやすく、精神不安やいらだちなどの精神神経症状、ときに便秘の傾向のあるものの次の諸症：冷え症、虚弱体質、月経不順、月経困難、更年期障害、血の道症、不眠症

聴き取りのポイント

▶ 症状の確認

〈眠気の解消〉

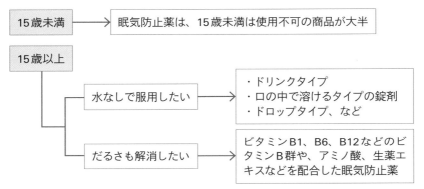

使用者の年齢			
15歳未満	→	眠気防止薬は、15歳未満は使用不可の商品が大半	
15歳以上			

ニーズ			
	水なしで服用したい	→	・ドリンクタイプ ・口の中で溶けるタイプの錠剤 ・ドロップタイプ、など
	だるさも解消したい	→	ビタミンB1、B6、B12などのビタミンB群や、アミノ酸、生薬エキスなどを配合した眠気防止薬

> 空腹時の服用を避け、コーヒーとの併用など、カフェインの過剰摂取に注意します。また、胃酸過多による胃痛がある人や、胃潰瘍や十二指腸潰瘍の治療を受けている人は、服用を避けます。

〈睡眠の悩み〉

使用者の年齢			
15歳未満	→	睡眠改善薬は、15歳未満は使用不可	
15歳以上			

症状など			
	寝付きが悪いなど、一時的な不眠症状を改善したい	→	睡眠改善薬（ジフェンヒドラミン塩酸塩）
	寝付きが悪い、睡眠が浅いなどのほかに、疲れやすい、神経の高ぶりなどの不定愁訴がある	→	柴胡加竜骨牡蛎湯や加味帰脾湯などの漢方薬も選択肢に
	・一定期間、不眠の症状が続いている ・医療機関から不眠症の診断を受けている	→	**受診勧奨**

> 緑内障、排尿困難などの基礎疾患がある人は、まずは主治医に相談していただきましょう。

▶ **使用者の確認**

年齢	乳幼児	夜泣き、疳の虫など、機嫌の悪い状態が続く場合は受診勧奨
	15歳未満	眠気防止薬、睡眠改善薬は使用不可
	高齢者	基本的に医療機関への受診勧奨
基礎疾患・既往歴	妊娠中	かかりつけの産科医に相談
	授乳中	カフェインを摂取する場合、1回量が100mgを超えないように注意
	心臓病、胃潰瘍	眠気防止薬は使用しない
	医師の治療を受けている	睡眠障害や不眠症については、かかりつけ医に相談

受診勧奨の目安

- 睡眠不足により、仕事や学業などの日常生活に支障が生じている
- 不眠の症状が2週間以上続いている
- 慢性的な不眠のほかに、頭痛やめまい、動悸、不安、イライラなどの不定愁訴をともなう
- 食欲不振や体重の減少、気分の落ち込みなどの精神症状が見られる
- 市販の睡眠改善薬や漢方薬を服用したが、効果を実感できない
- 夜間頻尿など、睡眠障害とともに別の疾患がある
- 心臓病や緑内障、甲状腺機能障害、前立腺肥大、排尿困難などの基礎疾患がある
- 充分に睡眠時間を確保しているのに、日中に激しい眠気や、強い倦怠感がある

販売時のポイント

　眠気防止薬に関しては、カフェインの過剰摂取にならないよう、コーヒーなどのカフェインを含む飲料やアルコールと一緒に飲まないなど、用法・用量についての注意喚起を忘れずに行いましょう。また、睡眠改善薬は、15歳未満の服用はできません。ジフェンヒドラミンを配合した睡眠改善薬では、翌日まで頭が少しボーッとしたり、集中力や判断力の低下が見られることがあります。念のため、翌日まで自動車の運転や機械の操作を避けるようお伝えしましょう。一時的

な不眠に用いるもので、連用してはいけないことも、忘れずに情報提供してください。

接客事例

眠気を解消したい ························· 【30代、男性】

お客様　これから長距離運転をしなきゃいけないのですが、眠気を解消し
てくれる薬はありますか？　体も少し疲れているし、頭をすっきり
させたいです。

販売者　運転中の眠気をご心配されているのですね。眠気や倦怠感などを
除去する目的でお飲みいただけるドリンクタイプや錠剤タイプのお
薬がございます。ただ、眠気防止薬は胃への負担があるため、胃の
調子が悪い方にはおすすめしておりません。胃酸過多や胃痛などの
症状はございませんか？

> 胃潰瘍の治療を受けている人や胃酸過多による胃痛がある人は使用を避ける。

お客様　胃の調子は問題ありません。ドリンクタイプがいいんですが、飲
むと効き目は何時間くらい持続しますか？　3時間ほど運転する予
定なんです。

販売者　ドリンクタイプですね。承知いたしました。こちらの「ポンツシ
ン内服液」はいかがでしょうか？　1本にコーヒー約3～4杯分の
カフェインと、疲労回復をサポートするビタミンB群やタウリン、
生薬エキスを配合しております。カフェインの感受性は個人差があ
り、また、疲労の度合いによっても効果の現れ方は違うため、持続
時間を明確にお伝えすることは難しく……。途中、パーキングエリ
アなどで休憩を取っていただくことをおすすめいたします。

お客様　わかりました。コーヒーなども一緒に摂って大丈夫ですか？

販売者　いいえ。コーヒーを一緒に摂ってしまいますと、カフェインの過
剰摂取となってしまい、場合によっては、頭痛やめまい、動悸や手
の震えといった症状を生じることもありますので、お避けくださ
い。

> カフェインの過剰摂取によるリスクについて注意喚起し、用法・用量についても忘れずにお伝えする。

お客様　そうなんですね。知りませんでした！

販売者　こちらは1日に1回の服用となっております。1箱に2本入りで
すので、残りの1本は、使用期限まで涼しいところに保管しておく

とよろしいかと思います。

お客様　わかりました。

解説

「ポンツシン内服液」は、1本のカフェイン水和物が200mgと、1回あたりのカフェイン摂取量がほかの商品と比べて多めです。また、コーヒーを飲んだ後でもぐっすり眠れる人がいるように、カフェインの感受性は個人差がとても大きいため、「効果がどれくらい続くか？」という質問に対して明確に答えることは困難です。

> ●「ポンツシン内服液」の成分は、カフェイン水和物、ゴオウチンキ、タウリン、イノシット、ビタミンB1塩酸塩、ビタミンB2リン酸エステル、ビタミンB6、パントテン酸カルシウム。

寝つきをよくしたい　　　　　　　　　　　【30代、男性】

お客様　先日、海外旅行から帰ってきてから時差ぼけが続いているみたいで、夜、なかなか寝つけないです。何か寝つきをよくするお薬はありますか？

販売者　それはお困りですね。市販薬では「睡眠改善薬」といって一時的な不眠を改善するお薬しかなく、**慢性的な不眠にはお使いいただけないのですが、時差ぼけを起こす前は寝つきはよかったのでしょうか？**

> 一時的な不眠の症状かどうかを確認。

お客様　はい。今まで特に不眠で悩んだことはありません。昼夜が逆転しているようで、体のリズムがまだもとに戻らない感じです。

販売者　そうですか。ちなみに、寝つきがよくないという症状以外に、何か気になる不調などはございませんでしょうか？　また、基礎疾患などはお持ちではないでしょうか？

> 寝つき以外の気になる不調や、基礎疾患の有無も確認。女性の場合は、授乳中かどうかの確認も。

お客様　不調は特にないですね。基礎疾患もありません。

販売者　承知いたしました。**こちらの「ネオデイ」は寝つきがよくないなど、一時的な不眠の症状を緩和するお薬です。1日1回、2錠を就寝の30分ほど前にお飲みください。服用前後には飲酒なさらない**

ようお願いいたします。

（お客様）　わかりました。これは、病院で処方される睡眠薬とは違うんですか？

（販売者）　はい。医療機関で処方される睡眠薬とは性質や作用も異なります。市販の鼻炎薬などを飲んで眠くなった経験はございませんか？このお薬は、その副作用を利用して寝つきをよくしていくんです。そのため、口の渇きなどの症状があったり、**翌日まで少し頭がボーッとすることもあります。念のため、車の運転などはお控えください。また、2〜3回服用しても改善しない場合は、医療機関へご相談いただけたらと思います。**

（お客様）　わかりました。

> 薬のキレが悪く、翌日まで眠気が持続することがある。副作用や連用への注意喚起も忘れずに行う。

（解説）

　一時的な不眠に対しては、ジフェンヒドラミン塩酸塩を主薬とする睡眠改善薬を提案できますが、2〜3回服用しても改善しなければ、服用を止めて受診していただきましょう。服用後にパソコンやスマートフォンを見たりすると、眠気が起こりにくくなることがあります。用事などはすべて済ませて「後は寝るだけ」の状態になってから服用していただくのが、効果を発揮させるポイントです。

> ●「ネオデイ」の成分は、ジフェンヒドラミン塩酸塩。

眠りが浅く、熟睡できない 【40代、女性】

（お客様）　更年期の症状なのかもしれませんが、ここ2週間ほど眠りが浅い感じで、熟睡できないんです。市販の睡眠改善薬も飲んでみたんですが、あまり効果がなくて、漢方薬を試してみたいのですが……。

（販売者）　それはおつらいですね。**更年期症状としては、不眠以外にどのようなものがございますか？　たとえば、体の冷えやのぼせ、胃腸の不調などはいかがでしょうか？**

（お客様）　食欲があまりなく、疲れやすいですが、生活に支障が出るほどではありません。睡眠時間は毎晩7時間くらいですが、途中で目が覚

> 眠りが浅いこと以外の症状がないか確認。

めたりするので、熟睡した感じがなく、すっきりと起きられないのがしんどいです。

（販売者）　そうですか。眠りが浅いとのことですが、お布団に入った際には、寝つきはよいのでしょうか？　また、途中で目が覚めても、またすぐに眠りに戻れていますか？

（お客様）　今夜もまた眠れないんじゃないか……と、考え込んで寝つきが悪い時もあります。寝ついてから3時間ほどたってから目が覚めることが多いんですが、またすぐに眠ることはできています。

（販売者）　承知いたしました。加味帰脾湯は不眠症で悩んでいる方向けの漢方薬で、眠りが浅い、夢が多くて眠った気がしない、眠ったのに疲れが取れない、というような症状の方におすすめしています。胃腸の働きも助けながら、血を増やし、気を巡らせることで気持ちを落ち着かせ、不眠を改善していくお薬ですが、いかがでしょうか？

（お客様）　しばらく飲んでみたいと思います。どれくらいの期間飲めばいいですか？

（販売者）　1箱で8日分ですので、まずは8日間お飲みいただき、症状が改善しているようなら、1か月ほど飲み続けてもよろしいかと思います。もし、1箱服用しても改善を実感できない場合には、またご相談くださいませ。また、更年期症状かどうかについても、婦人科で一度診ていただくとよいと思いますので、受診もご検討ください。

（お客様）　わかりました。

解説

　　加味帰脾湯の効能・効果は、体力中等度以下で、心身が疲れ、血色が悪く、ときに熱感をともなうものの次の諸症：貧血、不眠症、精神不安、神経症。更年期の不眠に対して効果を発揮します。精神的ストレスや不安感から、浅い眠りの時間が長くなっている人に。不安やイライラなどの神経症状のほか、低下している胃腸の働きに対しても有効です。

> ●「加味帰脾湯エキス顆粒クラシエ」の配合生薬は、ニンジン、ビャクジュツ、ブクリョウ、サイコ、サンソウニン、リュウガンニク、オウギ、トウキ、サンシシ、オンジ、タイソウ、カンゾウ、モッコウ、ショウキョウ。

不眠のタイプ、重症度なども聴き取りの中で確認。

食欲がなく、疲れやすいのは、エネルギー不足が背景にあると考えられる。加味帰脾湯は、不安や焦りから、うまく熟睡できなくなっている人に適している。

眠気防止・睡眠改善

▶ 眠気防止薬

（無水カフェイン、カフェイン水和物の数値は、1日量mg）

	錠剤・ドロップ・顆粒							内服液			
	エスタロンモカ12	エスタロンモカ錠	トメルミン	カフェロップ	オールP錠F	カーフェソフト錠	カフェクール500	エスタロンモカ内服液	ポンツシン内服液	新オールP内服液	アオーク
無水カフェイン	400 ●	300 ●	500 ●	500 ●	300 ●	465 ●	500 ●			200 ●	
カフェイン水和物								150 ●	200 ●		200 ●
チアミン硝化物（ビタミンB1）	●	●			●			●	●	●	●
リボフラビンリン酸エステル（ビタミンB2）									●	●	●
ピリドキシン塩酸塩（ビタミンB6）	●							●		●	
シアノコバラミン（ビタミンB12）	●									●	
ニコチン酸アミド								●		●	
グリセロリン酸カルシウム								●			
パントテン酸カルシウム									●	●	●
タウリン（アミノエチルスルホン酸）								●	●	●	●
イノシットもしくはイノシトール								●		●	
L-リジン塩酸塩										●	
グルタミン酸ナトリウム										●	
ショウキョウチンキ										●	
ケイ皮チンキ										●	
ゴオウチンキ									●		
エタノール										●	

▶睡眠改善薬

	ドリエル	ドリエルEX	ネオデイ	アンミナイト	アンミナイト（ドリンク）	ハイヤスミンA	リポスミン
ジフェンヒドラミン塩酸塩	●	●	●	●	●	●	●

Column　　　「眠りの質」に関する機能性表示食品

　2015年4月に機能性表示食品制度が始まったことで、眠りの質を上げるための食品もいろいろと増えました。代表的な食品として、下記のようなものがあります。機能性表示食品は、あくまでも成分の機能性を謳ったもので、使用した人への効果を保証するものではないということを、念頭に置いて接客するといいですね。

●グリシンを含む機能性表示食品

グリナ（味の素）
スティック1本あたり・グリシン3000mg配合

グリシンは、ホタテや魚介類などに多く含まれるアミノ酸の1つで、人間も体内で作り出すことができる。ノンレム睡眠をもたらす効果があることがわかっている

●オルニチンを含む機能性表示食品

おやすみオルニチン 良眠プラス（協和発酵バイオ）
L-オルニチン一塩酸塩500mg配合

オルニチンはシジミに多く含まれているが、充分な量を食事から摂取することは難しいとされている。中高年向けのサプリなどで販売されている商品も。ストレスホルモンを抑制する作用があることがわかっている

●GABAを含む機能性表示食品

ネルノダ（ハウス食品）
GABAを100mg配合

GABAは人間の体内にも広く存在するアミノ酸の1つで、深い眠りへ導くなど眠りの質の改善に効果があるとされている。体内でも合成され、脳内で抑制性神経伝達物質として作用する

駆虫薬・シラミ駆除薬

駆虫薬

　駆虫薬は、腸管内の寄生虫を駆除するために用いられる医薬品です。2021年現在、市販されているOTCの駆虫薬では佐藤製薬の「パモキサン錠」が代表的ですね。このギョウ虫駆除薬、皆さんの勤務する店舗では月にどれくらい売れているでしょうか？

　ギョウ虫検査が正式に行われるようになった1958年ごろには、4人に1人くらいの割合でギョウ虫卵の保有が確認されていたそうですが、その後、検査の徹底や治療薬の投与、衛生環境の改善などによって保有者の数は減少しています。

「学校保健統計調査－平成26年度結果の概要」（文部科学省）によると、幼稚園と小学生におけるギョウ虫卵の保有は、祖父母世代から父母世代にかけて激減し、子世代ではさらに減少して1％以下となっています。2015年度までは、学校健診として小学3年生以下の児童にギョウ虫卵検査が義務付けられていたため、陽性結果が出た場合には、保護者が店頭に相談に来ることもありました。2016年度以降は、学校や保育園・幼稚園などでの検査が行われなくなったこともあり、店頭での相談は一気に減ったのではないでしょうか。

　また、コンバントリンドライシロップ・コンバントリン錠（パモ酸ピランテル）が、一般用医薬品から**「処方せん医薬品」に移行**され、ドラッグストアで買えなくなってしまったことも、相談が減った一因かもしれません。

　検査がなくなったとはいえ、ギョウ虫感染率が完全にゼロになったわけではありません。起床時に子どもが肛門のあたりをかゆがる、機嫌が悪い、睡眠が妨げられるなどの症状が続いている場合には、ギョウ虫症を疑ってみてもいいかもしれません。

▶ ギョウ虫症

　ギョウ虫症は、ギョウ虫という寄生虫に寄生されることによってかかる病気です。通常、小児が発症する病気で、アメリカをはじめ世界中で発生しています。手指や食物に付着した虫卵が、口から入ることで感染し、卵が小腸でふ化して大腸に移動し、成虫は肛門周辺の皮膚に卵を産み付けます。

虫卵は体外では常温で3週間以上生存できるといわれ、お尻を触った手でおもちゃや食器などを触ったりすると、兄弟姉妹間で感染することがあります。感染者は主に乳幼児や児童ですが、その親に感染することも稀にあります。

症状	・ギョウ虫症の小児には、ほとんど症状が見られないといわれるが、虫卵と粘着性物質が皮膚に刺激を与えるために、特に早朝などに肛門の激しいかゆみを訴えることがある ・女児の場合は、膣にかゆみやチクチク感などの刺激が起こることもある
診断	・虫卵を採取する専用のテープ（セロファン）を肛門に貼り付け、そのテープを顕微鏡で検査して虫卵の存在を確認する ・虫卵は肉眼では確認できないが、成虫は髪の毛ほどの太さで、クネクネと動くため、就寝して約1〜2時間後に子どもの肛門を見てみると、肉眼で確認できることがある
治療	・パモ酸ピランテル、パモ酸ピルビニウムなどの駆虫薬（内服）を用いる
予防	・ワクチンはないので、食事の前の手洗い、衣服や寝具などのこまめな交換、充分に加熱したものを食べるなど、経口感染の基本的な予防法を実行 ・家族内で感染することもあるため、感染者が出た際には、家族全員が駆虫薬を服用して治療する場合がある

▶ 市販のギョウ虫駆除薬

ギョウ虫かどうかわからない場合や、検査を受けたい人には、ギョウ虫検査を行っている小児科や消化器内科などを受診していただくか、お住まいのエリアを管轄する保健所で相談していただくといいでしょう。保健所で顕微鏡検査を受けられる場合があります（検査用セロファンは保健所で事前に受け取ります）。

パモキサン錠（佐藤製薬）	第二類医薬品
成分（5錠中）	パモ酸ピルビニウム 376.25mg（ピルビニウム塩基として250mg）
効能	ギョウ虫の駆除
用法・用量	大人（15歳以上）：1回5錠 11〜14歳：1回3錠 8〜10歳：1回2錠 5〜7歳：1回1錠 ※いずれも1日1回服用。なお、2回以上続けて服用しない

1回の服用で効果を発揮するとされていますが、再度駆虫を必要とする場合は、1か月以上の間隔をおいて使用します。

シラミ駆除薬

　シラミ駆除薬については、店頭では、幼稚園や保育園、小学校などに通うお子さんを持つ保護者からの相談が大半です。しばしば、学校や寮、スイミングスクールなどで、集団で発生することがあります。

　日本で唯一許可されているシラミ駆除薬は、ピレスロイド系成分のフェノトリンです。そのフェノトリンを主成分とした「スミスリンパウダー」は、1981年に日本初のシラミ駆除医薬品として発売されました。80年代後半にはアタマジラミは一旦減少したものの、90年代に入って再び増えているといわれています。

▶ シラミの種類

	体長	感染部位	感染経路
アタマジラミ	2〜4mm	頭髪	髪の毛の接触
ケジラミ	1〜2mm	主に陰毛	性行為
コロモジラミ	2〜4mm	衣服	体や衣服の接触

　ヒトに寄生するシラミには、アタマジラミ、ケジラミ、コロモジラミの3種類があり、皮膚か

ら吸血して、かゆみや湿疹などを起こします。コロモジラミは発疹チフスを媒介しますが、国内では1957年以降、発症が見られていません。また、コロモジラミは最近の日本ではほとんど発生していません。

　ヒトに寄生するシラミはほかの動物には寄生せず、ほかの動物に寄生するシラミはヒトには寄生しないといわれています。また、ヒトから離れたシラミは吸血できないため、2～3日で死んでしまいます。

　髪の毛に産み付けられた卵は7～10日程でふ化し、成虫は約1か月の生息期間で約100個産卵するといわれ、繁殖力が非常に強く、あっという間に数が増えるため早期発見が重要です。また、シラミは季節に関係なく、1年中発生します。

　おおまかにいうと、幼児や学童、その同居家族などの頭髪につくのがアタマジラミで、成人の陰毛につくのがケジラミです。店頭での相談でもっとも多いのは、**子どもたちの間で集団発生しやすいアタマジラミで、髪の毛にくっついた卵を親御さんが見つけて来店**されます。

　アタマジラミの卵は、側頭部や後頭部、耳の後ろあたりで見つかりやすく、白っぽいためフケのようにも見えるのですが、セメントのような硬い物質でしっかりと髪の毛にくっついているため、指で触ってもなかなか取れないのが特徴です。

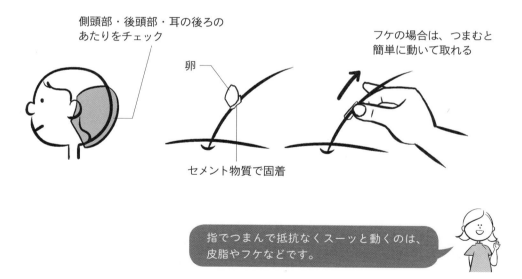

側頭部・後頭部・耳の後ろのあたりをチェック

卵

セメント物質で固着

フケの場合は、つまむと簡単に動いて取れる

指でつまんで抵抗なくスーッと動くのは、皮脂やフケなどです。

▶ シラミがいるとどんな症状が出るのか

　主な症状は、シラミに吸血されることによるかゆみです。かゆみから掻き壊してしまい、傷から細菌などに二次感染することもあります。

▶ シラミはどうやってうつるのか

時折、「シラミに感染するのは不潔にしているからでは？」と聞かれることもありますが、不潔だからアタマジラミに感染するわけではありません。また、「シラミに感染したら、長い髪の毛は切らないといけない」といった情報を耳にすることもありますが、髪が長いから感染しやすい・させやすいということもありません。確かに、髪の毛が短いほうが、感染後の駆除はしやすいでしょうが、必ずしもヘアカットする必要はありません。

アタマジラミ	・頭の接触や、帽子や枕など頭に接触するものを共有することでうつる ・小さな子ども同士で密着して遊んだり、昼寝をする際に、髪の毛が触れたりして感染することがある（家庭・幼稚園・保育園）
ケジラミ	・主な感染経路は性的接触 ・稀に、感染した人が使用したタオルや衣類、寝具などを使用することで、他者へ広がる場合もある

▶ シラミがうつってしまったら

シラミの駆除には、フェノトリンを主成分とする市販のシラミ駆除薬を用います。

商品名		スミスリンパウダー、スミスリンLシャンプータイプ、スミスリンシャンプープレミアム（大日本除虫菊） アース シラミとりシャンプーα（アース製薬）
成分		フェノトリン 0.4%
効能		シラミの駆除
使用方法	シャンプー	1回量（頭髪には10〜20ml程度、陰毛には3〜5ml程度）を取り、毛の生え際に充分に行き渡るように、また全体に均等になるようにシャンプーし、5分間放置したのちに水かお湯でよく洗い流す
	パウダー	1回量（頭髪には7g程度、陰毛には2g程度）を、乾いた頭髪または陰毛に振りかけて、手やクシ等で薬剤を全体に行き渡らせたら、シャワーキャップなどをかぶって1時間待つ。その後、いつも使っているシャンプーで洗髪し、水かお湯でよく洗い流す
使用間隔		上記の操作を1日1回、3日に1度ずつ（2日おきに）3〜4回繰り返す ※卵には薬剤が効かない ※卵は約7日でふ化するため、卵から次々とかえるシラミを順次退治するために、2日おきに4回使用することが推奨されている

　ちなみに、シャンプータイプとパウダータイプで効果の違いはありません。シャンプータイプは通常のシャンプーと同じように使い、5分間放置して洗い流すだけなので比較的簡単ですが、パウダーは1時間待つ必要があったり、シャワーキャップを用意したりと、手間が若干かかります。ただし、パウダーのほうが価格が安いというメリットもあります。

　また、パウダータイプは頭髪や陰毛に使用するほかに、畳やじゅうたん、寝具などに振りかけて使用することもできます。その際は、振りかけて1時間ほど経過した後に掃除機で吸引します（衣類等は洗濯機で洗う）。

　家族内でシラミが見つかった時は、その当人だけでなく、家族全員で駆除したほうが安心といわれています。ただ、シャンプータイプもパウダータイプも1本で1人用の容量なので、駆除したい人の数に合わせて購入していただくことになります（2人なら2本）。

> 卵は中身が空になっても自然に取れることは滅多になく、クシなどで取り除く必要があります（シャンプータイプの製品には、卵の殻をすくためのクシが付属で入っています）。

▶ 薬剤が効かない抵抗性シラミ

　薬剤の効きにくい「抵抗性アタマジラミ」は、主に海外で報告されていましたが、近年は日本国内でも沖縄本島を中心に認められるようになりました。

　従来の薬剤が効きにくい「抵抗性アタマジラミ」に対応する駆除薬として、「スミスリンシャンプープレミアム」が発売されています。従来の「スミスリンLシャンプータイプ」と成分や配合量は同じですが、持続性の高い微細な泡が頭皮にしっかり行き渡ることで薬剤の効果を高めています。

▶ 予防としてシラミ駆除薬を使ってもよいか？

　学校などでシラミが流行っている際に、「予防として使えますか？」という質問を店頭で受けることがありますが、駆除剤なので、予防として使用することはできません。薬剤を洗い流すと、効果もなくなります。

▶ 4回駆除してもかゆみなどが残る場合

　シラミに吸血されることで起こるかゆみは、アレルギー反応の一種。そのため、シラミを駆除した後もしばらくはかゆみが残ることがあります。赤みやかゆみが気になる部位（頭皮）には、かゆみを鎮める皮膚外用薬などを使用してもいいでしょう。ただし、生活に支障が生じていたり、掻き壊しなどで痛みや出血などがある場合は、皮膚科で相談していただくようにしましょう。

子ども専用の医薬品
かぜ薬・目薬・鎮うん薬・皮膚薬

子ども専用の医薬品の特徴

- 錠剤やカプセル剤などが服用できない乳幼児向けのため、シロップ剤が大半である。
- フルーツ風味、チョコレート味など、子どもが飲みやすい工夫がされている。

　小児用に作られた市販薬では、フルーツ味などの飲みやすいシロップ剤の商品が多く、口の中でサッと溶けるチュアブルや速溶錠など、飲みやすい工夫がされています。また、無香料・無着色、防腐剤フリー、ノンカフェインなど、子どもの体への負担をできる限り軽減している商品も少なくありません。

　市販の内服薬の剤型は、主に錠剤・顆粒（粉薬）・カプセルの3つですが、5歳未満の子どもは、**喉につまりやすいという理由から、大きさが6mm以上の錠剤は服用できません**。また、6mm未満であっても、**3歳未満は錠剤は服用できない**ことになっています。

小児専用の市販薬

　市販薬のほとんどは、用法・用量が年齢で区切られています。大人専用薬が服用できるのは15歳からで、15歳未満は「小児用」や「ジュニア」などと記載されている小児用の薬を選ぶ必要があります。鎮うん薬や止瀉薬などには、大人も子どもも服用できるファミリータイプの商品がありますが、解熱鎮痛薬などは15歳を基準に大人用と小児用に分かれている商品が多く見受けられます。

　また、目薬や湿布薬など、使用年齢を特に明記していない商品などは、「子どもでも使用できますか？」とお客様から質問されることもあるでしょう。

　お客様が小児専用薬を購入する一番の理由は、内服薬の「味」や「飲みやすさ」ではないでしょうか。大人と同じ薬を子どもの用量で服用することもできますが、粉薬や顆粒の市販薬の多く

は、子どもにとって「美味しい味」ではなく、購入しても飲んでもらえない可能性があります。そのため、チョコレート風味など、飲みやすくする工夫がされた小児専用薬のニーズが高いのでしょう。

▶ 子どもの年齢区分の目安

小児	15歳未満
幼児	7歳未満
乳児	1歳未満

「ジュニア」は主に、小・中学生を対象とした商品に使われます。

小児専用薬の種類と特徴

▶ 風邪関連

　発熱・咳・鼻水などの諸症状全般に対応するかぜ薬のほか、解熱鎮痛薬、咳止め薬、鼻炎薬などがあり、生後3か月から使用できるシロップ剤や顆粒剤などもあります。顆粒剤では、1回量が1/2包、1/3包となることもあるため、計量が少し難しく、手間もかかるかもしれません。

　また、2019年以降はコデイン類の12歳未満の服用は禁忌となったため、コデイン類は含まれません。子どもの眠りを妨げないよう、ノンカフェインの処方となっている商品が主流です。

　ここでは、小児専用として販売されている代表的な商品についてまとめます。

● 子ども用バファリン（ライオン）

商品名	使用年齢	特徴
キッズバファリン かぜシロップS・P	3か月〜6歳	・S（いちご味）、P（ピーチ味） ・ノンカフェイン ・安全キャップ、プラスチックボトル採用
キッズバファリンシロップS	3か月〜6歳	・いちご味 ・ノンカフェイン ・安全キャップ、プラスチックボトル採用
キッズバファリン せきどめシロップS	3か月〜7歳	
キッズバファリン鼻炎シロップS	3か月〜10歳	

バファリンジュニアかぜ薬a	5〜14歳	・飲みやすい小粒の糖衣錠
小児用バファリンCII	3〜14歳	・飲みやすい小粒の錠剤 ・フルーツ味
小児用バファリンチュアブル	3〜14歳	・水なしで噛んで飲める ・オレンジ味

● パブロンシリーズ（大正製薬）

商品名	使用年齢	特徴
パブロンキッズかぜシロップ	3か月〜6歳	・いちご風味 ・子どもの眠りを妨げるカフェイン、dl-メチルエ フェドリン塩酸塩の配合なし
パブロンキッズかぜ微粒	1〜10歳	
パブロンキッズかぜ錠	5〜14歳	・砂糖でコーティングした小粒の錠剤 ・子どもの眠りを妨げるカフェイン、dl-メチルエ フェドリン塩酸塩の配合なし

● ヒヤこどもシリーズ（樋屋製薬）

商品名	使用年齢	特徴
ヒヤこどもかぜシロップS	3か月〜6歳	・いちご味 ・ノンシュガー（キシリトール使用）、無着色 ・ノンカフェイン ・安全キャップ採用
ヒヤこどもせきシロップN	3か月〜14歳	・マスクメロン味 ・ノンシュガー（キシリトール使用）、無着色 ・ノンカフェイン ・安全キャップ採用
ヒヤこども総合かぜ薬M10包	1〜14歳	・メープルシロップ味の細粒 ・ノンカフェイン
小児用せきどめチュアブル	5〜14歳	・水なしで噛んで飲めるラムネ味のチュアブル ・ノンシュガー、ノンカフェイン

キオフィーバ （こども解熱坐薬）10個	1〜12歳	・肛門から挿入して使う坐薬 ・口から飲み込みにくい時などに ・冷暗所（冷蔵庫など）に保管する

● ムヒのアンパンマン顆粒シリーズ（池田模範堂）

商品名	使用年齢	特徴
ムヒのこどもかぜ顆粒a	1〜10歳	・いちご味の顆粒 ・苦みをなくすWコーティング製法 ・ノンカフェイン
ムヒのこども解熱鎮痛顆粒	1〜10歳	・いちご味の顆粒 ・制酸成分配合

● ストナシリーズ（佐藤製薬）

商品名	使用年齢	特徴
ストナシロップA小児用	3か月〜6歳	・いちご味 ・ノンカフェイン ・麻黄湯エキス、ビタミンB群配合
ストナメルティ小児用	5〜14歳	・口に含むとサッと溶けるいちご味のチュアブル ・ノンカフェイン
ストナリニ・サット小児用	5〜14歳	

● 宇津こどもシリーズ（宇津救命丸）

商品名	使用年齢	特徴
宇津こどもかぜシロップA	3か月〜6歳	・いちご味 ・ノンシュガー ・ノンカフェイン ・安全キャップ、プラスチックボトル採用
宇津こどもせきどめシロップA	3か月〜10歳	
宇津こども鼻炎シロップA	3か月〜10歳	・ぶどう味 ・ノンシュガー、ノンカフェイン ・安全キャップ、プラスチックボトル採用

子ども専用の医薬品

宇津こどもかぜ薬AⅡ	1～10歳	・ミックスフルーツ味の顆粒 ・ノンカフェイン
宇津こどもかぜ薬CⅡ	1～10歳	・甘いバニラ味の顆粒 ・ノンカフェイン ・ビタミンC配合
宇津こどもせきどめ	1～7歳	・甘いサイダー味の顆粒 ・ノンカフェイン
宇津こども鼻炎顆粒	1～10歳	・ぶどう味の顆粒 ・ノンカフェイン
宇津ジュニアかぜ薬A	5～14歳	・小粒の甘い錠剤
こども解熱坐薬	1～12歳	・肛門から挿入して使う坐薬 ・口から飲み込みにくい時などに ・冷暗所（冷蔵庫など）に保管する

Column 　小児用のお薬について保護者からよく聞く声

　小児用のシロップ剤などでは、用法・用量で「3歳以上7歳未満」のように使用年齢の幅が広く設定されています。そのため、「3歳と6歳では体格がだいぶ違うのに、同じ量で効き目が得られるの?」「もうすぐ7歳になるので、少し多めに飲ませたい」といった相談を保護者から受けることがあります。市販薬では、体重ではなく年齢を基準に用法・用量が設定されており、服用量を守って使用していただくのが基本です。

　また、使用年齢が「6歳まで」となっている風邪シロップを、「7歳以上の子どもに飲ませてもいいか?」など、使用年齢を超えた使い方についての質問も少なくありません。

　市販の小児用シロップ剤（特に総合感冒薬）の場合、使用年齢が6～7歳までとなっているものが大半で、店頭では7～10歳くらいのお子さんを持つ保護者から「小学生が飲めるシロップ剤があったらいいのに……」という声をよく耳にします。

　小学校高学年くらいには錠剤や顆粒剤も上手に服用できるようになってきますが、低学年のお子さんにとってはシロップ剤のほうが服用しやすく、薬を飲ませる保護者の負担も少ない、といった事情が背景にあるのではないでしょうか。小学校低学年のお子さんで「錠剤や顆粒がNG」となると、商品の選択肢がかなり少なくなってしまうので、そうした保護者の声も理解できます。

▶ 子ども用風邪関連薬の成分早見表

● 総合感冒薬

子ども専用の医薬品

成分	キッズバファリンかぜシロップS・P	バファリンジュニアかぜ薬a	パブロンキッズかぜシロップ	パブロンキッズかぜ微粒	パブロンキッズかぜ錠	ヒヤこどもかぜシロップS	ヒヤこども総合かぜ薬M10包	ムヒのこどもかぜ顆粒a	ストナシロップA小児用	ストナメルティ小児用	宇津こどもかぜシロップA	宇津こどもかぜ薬AII	宇津こどもかぜ薬CII	宇津ジュニアかぜ薬A
アセトアミノフェン	●	●	●	●	●	●	●	●			●	●	●	●
dl-メチルエフェドリン塩酸塩	●	●				●		●		●	●	●	●	●
デキストロメトルファン臭化水素酸塩水和物	●	●	●								●		●	
ノスカピン										●				
チペピジンヒベンズ酸塩				●	●		●	●				●	●	
クエン酸チペピジン									●					
グアヤコールスルホン酸カリウム		●												●
グアイフェネシン	●		●	●	●							●		
クロルフェニラミンマレイン酸塩		●	●	●	●	●	●	●	●		●	●	●	●
ジフェンヒドラミン塩酸塩	●													
ジフェニルピラリン塩酸塩										●				
麻黄湯エキス										●				
ナンテンジツエキス								●						
キキョウ末													●	●
カンゾウエキス														●
ビタミンB1硝酸塩										●			●	
ビタミンB2リン酸エステル										●				
アスコルビン酸カルシウム													●	
無水カフェイン		●												●

● 解熱鎮痛薬

	キッズバファリンシロップS	小児用バファリンCⅡ	小児用バファリンチュアブル	キオフィーバ（こども解熱坐薬）10個	ムヒのこども解熱鎮痛顆粒	こども解熱坐薬
アセトアミノフェン	●	●	●	●	●	●
ジフェンヒドラミン塩酸塩	●					

● 鎮咳去痰薬

	キッズバファリンせきどめシロップS	ヒヤこどもせきシロップN	宇津こどもせきどめシロップA	宇津こどもせきどめ
デキストロメトルファン臭化水素酸塩水和物	●		●	●
dl-メチルエフェドリン塩酸塩	●	●	●	●
クエン酸チペピジン		●		
グアヤコールスルホン酸カリウム		●		
グアイフェネシン	●		●	
クロルフェニラミンマレイン酸塩		●	●	●
ジフェンヒドラミン塩酸塩	●			
ナンテンジツエキス			●	
キキョウエキス	●		●	●
カンゾウエキス				●
セネガエキス	●			

● **鼻炎薬**

	キッズバファリン鼻炎シロップS	ストナリニ・サット小児用	宇津こども鼻炎シロップA	宇津こども鼻炎顆粒
クロルフェニラミンマレイン酸塩	●	●	●	●
dl-メチルエフェドリン塩酸塩	●		●	
フェニレフリン塩酸塩		●		●
ベラドンナ総アルカロイド		●		
グリチルリチン酸ニカリウム			●	●
サイシン流エキス	●			

▶ 目薬

　市販の目薬では、用法・用量で使用者の年齢を明記していない商品が大半です。店頭でもしばしば「**何歳から使用できますか？**」と質問されることがあると思います。市販の一般点眼薬については、使用年齢が記載されていない場合でも、**基本的に1歳ごろから使用できると考えてよい**でしょう。ただし、クールタイプなどの清涼感の強い目薬は避けたほうがいいですね。しみるのを怖がるお子さんには、子ども専用の目薬や人工涙液などを提案してみましょう。

　自覚症状を的確に訴えられない乳児の場合、重症度などの判断が難しいため、少なくとも自分で症状を訴えられるようになるまでは眼科を受診することが推奨されています。また、**プラノプロフェンを配合した目薬は7歳未満は使用できません**。

商品名	使用開始年齢	特徴
ムヒのこども目薬 こどもアイスーパー	3か月以上	・目のかゆみや炎症を抑え、充血を鎮める ・水泳の後の眼病予防、疲れ目 ・目にしみにくいやさしい目薬 ・無色透明な目薬で、衣服についても安心
ロートこどもソフト	4か月以上	・涙に近いpHで、しみないさし心地 ・防腐剤無添加 ・無香料・無着色・界面活性剤フリー ・清涼化剤フリー

ロートアルガードこどもクリア	表記なし	・目のかゆみ・結膜充血に効く ・防腐剤（ベンザルコニウム塩化物、パラベン）フリー、無香料・無着色 ・涙に近いpHでしみにくい
こどもロビンアイA	表記なし	・目にしみにくいやさしい目薬
こどもロビンアイプラス	表記なし	・目にしみにくいやさしい目薬 ・スマートフォンやタブレットなどによる子どもの目の疲れに
こどもアイリス	表記なし	・pH、浸透圧を涙に合わせた、しみないソフトなさし心地
スマイルアルフレッシュキッズ	4歳以上	・目のかゆみ、充血にすぐれた効き目 ・防腐剤（ベンザルコニウム塩化物等）フリー ・涙に近いpH
Vロートジュニア	表記なし	・5つの有効成分をバランスよく配合 ・疲れ目、充血やかゆみに ・防腐剤（ベンザルコニウム塩化物、パラベン）フリー

▶ 子ども用目薬の成分早見表

	ムヒのこども目薬アイスーパー	ロートこどもソフト	ロートアルガードこどもクリア	Vロートジュニア	こどもロビンアイA（キティ）	こどもロビンアイプラス（キティ）	こどもアイリス	スマイルアルフレッシュキッズ
ネオスチグミンメチル硫酸塩	●			●			●	
クロルフェニラミンマレイン酸塩	●	●	●	●	●	●	●	●
タウリン（アミノエチルスルホン酸）	●	●		●	●	●	●	
L-アスパラギン酸カリウム		●	●				●	
グリチルリチン酸二カリウム	●		●				●	●
ベルベリン塩化物水和物								●
アラントイン	●							
コンドロイチン硫酸エステルナトリウム				●		●		
ビタミンB12				●				
ビタミンB6	●	●	●					

▶ 鎮うん薬（乗り物酔い薬）

　乗り物酔いは、乗り物に乗った時の加速度や上下の振動などによって、自律神経の働きが乱れたり、睡眠不足や、腹痛などの身体的要因や、「酔ったらどうしよう……」という不安感など、いくつかの要因が合わさって起こると考えられています。店頭では、小学生から中学生にかけての、いわゆる思春期のお子さんの乗り物酔いについて、遠足や修学旅行の前などに、あらかじめ来店されて相談を受けることがあります。

　15歳以上の大人専用の商品や、子ども専用の商品もありますが、大人も子どもも服用できるファミリー向けの商品も人気があります。また、鎮うん薬は水なしで口の中で溶けるタイプの錠剤が主流になってきていますが、液体、ドロップ、カプセル、錠剤と剤型の種類は豊富です。

　3歳未満は乗り物酔いはほとんど起こらないといわれているため、鎮うん薬には3歳未満の子どもが服用できるものはありません。

　酔ってから服用しても効くとされている商品がほとんどですが、一旦吐き気などが生じると、薬を飲むことが難しくなることもありますので、乗り物に乗る30分前に服用しておくと安心かもしれません。

　また、「どれくらいの時間、乗り物に乗るのか？」を確認しましょう。大半の商品は、持続時間が4時間ほどなので、長時間乗ることがわかっている場合には、飲み忘れがないよう、服用のタイミングなどもお伝えします。7歳以上であれば、1日1回の持続性タイプを提案してみてもいいでしょう。

商品名	使用年齢	特徴
トラベルミン・ジュニア	5〜14歳	・4時間以上の間隔をおいて1日3回まで ・錠剤タイプ（水で服用）
トラベルミン ファミリー	5歳以上	・4時間以上の間隔をおいて1日2回まで ・ラムネのようにフワッと溶ける速崩タイプ
トラベルミン チュロップ（ぶどう味・レモン味）	5歳以上	・4時間以上の間隔をおいて1日2回まで ・子どもが服用しやすいドロップタイプ
センパア QT〈ジュニア〉	5〜14歳	・4時間以上の間隔をおいて1日2回まで ・水なしですばやく溶けるいちご風味の速溶錠
センパア プチベリー	3歳以上	・4時間以上の間隔をおいて1日2回まで ・水なしで噛んで飲めるいちご風味のチュアブル錠
センパア Kids ドリンク	3〜10歳	・4時間以上の間隔をおいて1日2回まで ・小さなボトルに入ったぶどう風味のドリンク（20ml）

センパア ラムキュア	5歳以上	・4時間以上の間隔をおいて1日2回まで ・水なしで噛んで飲めるブドウ風味のチュアブル錠
アネロン「キャップ」	7〜14歳	・1日1回1カプセル ・持続性でよく効く
トラベロップQQ （ぶどう味・サイダー味）	5歳以上	・4時間以上の間隔をおいて1日2回まで ・水なしで服用できるドロップタイプ
トラベロップQQ ゼリー子供用	3〜14歳	・4時間以上の間隔をおいて1日2回まで ・水なしですぐに服用できるいちご味のゼリータイプ
こどもクールスカイ （キティ・しんかんせん）	3〜14歳	・4時間以上の間隔をおいて1日2回まで ・小さなボトルに入ったリンゴ味のドリンク（20ml）

▶ 子ども用鎮うん薬の成分早見表

	トラベルミン・ジュニア	トラベルミンファミリー	トラベルミンチュロップ	センパアQT〈ジュニア〉	センパアプチベリー	センパアラムキュア	センパアKidsドリンク	アネロン「キャップ」	トラベロップQQG	トラベロップQQゼリー子供用	こどもクールスカイ
ジフェンヒドラミンサリチル酸塩	●										
クロルフェニラミンマレイン酸塩			●	●	●	●	●		●	●	●
フェニラミンマレイン酸塩								●			
塩酸メクリジン		●									
スコポラミン臭化水素酸塩水和物		●	●	●	●	●	●	●	●	●	●
ジプロフィリン	●										
無水カフェイン								●			●
アミノ安息香酸エチル								●			
ピリドキシン塩酸塩（ビタミンB6）								●			

▶ 皮膚薬

　皮膚トラブルは種類が多く、成長過程においてもさまざまな傾向があります。中でも、新生児期や乳児の皮膚トラブルの相談に対して、苦手意識を持つ登録販売者は多いのではないでしょうか。おむつかぶれや乳児湿疹など、「生後間もないお子さんが市販薬を使用してもいいのか？」「ステロイド成分は使ってもいいのか？」など、判断に迷うことがあると思います。

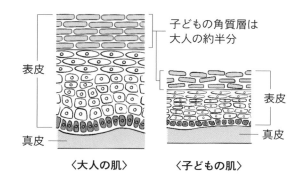

子どもの角質層は
大人の約半分

表皮

真皮

〈大人の肌〉　〈子どもの肌〉

　子どもの皮膚は、大人の半分程度の厚みしかないにもかかわらず、汗を分泌する汗腺の数は大人とほぼ同じ。つまり、大人に比べて汗腺が密集しているため、「汗かき」の状態になりやすいのです。

▶ 新生児期から乳幼児期に見られる皮膚トラブル

● 脂漏性皮膚炎

　生後間もない乳児は一時的に皮脂の分泌が活発になっており、頭皮や顔に脂漏性皮膚炎を生じやすいのですが、これは母体から分泌されるホルモンの影響が残っているためです。額や眉毛のあたりに赤みをともなったカサカサした湿疹が生じたり、ひどくなると黄色っぽい色をした厚いかさぶたができることも。

　初期のころは、低刺激のベビー用石鹸などで洗ってあげることで改善しますが、赤みなどが強い場合には外用薬を提案することもあります。

● おむつかぶれ（接触性皮膚炎）

　おむつかぶれは、新生児期から1歳ごろまでの紙おむつを使用する子どもに見られる皮膚トラブル。尿や便に含まれるアンモニアや酵素などが原因となってお尻が赤くかぶれてしまい、痛みなどの症状が出ます。特に、新生児期はウンチやおしっこの回数も多いので、かぶれを生じやすいです。

　皮膚に便が少しでも残っていると、かぶれが改善しないため、対策としては、ウンチをしたらすぐに紙おむつを交換し、赤みや湿疹のある炎症部位はお尻ふきでこすらずに、お湯で洗い流していただくようにします。その上で、炎症部位に外用薬を使用していきます。赤みが強い場合には、ステロイド成分配合の外用薬を提案することもあります。

● あせも（汗疹）

　あせもとは、大量の発汗にともなって、汗腺がつまり、皮膚の中に汗がたまることで生じる皮膚炎で、赤いポツポツした発疹が特徴です。首の周りや脇の下、肘・膝の裏など、汗が溜まりやすい部位に頻発します。特に乳幼児は汗腺が密集しているため汗をかきやすく、皮膚も薄く敏感であるために、汗の刺激でトラブルを生じやすいとされています。

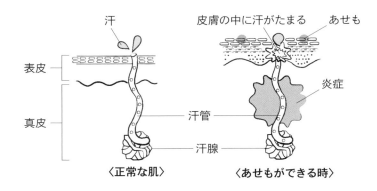

〈正常な肌〉　　　〈あせもができる時〉

　強いかゆみをともなうことも多く、乳児の場合には、赤ちゃんの機嫌が悪くなった、夜泣きが激しくなったなどの相談を受けることもあります。対策としては、汗をかいたらこまめに衣服を着替え、沐浴などで皮膚を清潔にしてもらうのが基本です。かゆみや赤みが強い場合には、ステロイド成分配合の外用薬などを提案することもあります。

　自分で患部が掻けるようになると、**掻き壊しから「とびひ」に発展**してしまうこともあるため、**「掻かせない」ためにも、かゆみをしっかりと鎮めてあげることが重要**です。

▶ **乳幼児から学童期に見られる皮膚トラブル**

● **虫刺され**

　虫刺されは特に夏場に多くなる相談で、虫に刺される、咬まれる、吸血されることなどによって生じます。乳幼児の場合は、蚊・ダニなど虫刺されの相談が一般的ですが、ブヨ・蜂・毛虫などによる虫刺されの相談も稀にあります。

　痛みの原因は、主に虫に刺されたり咬まれたりすることで起こる物理的な刺激と、刺咬の際に皮膚に注入される毒成分や唾液成分の刺激に対するアレルギー反応によるものです。刺された部位が大きく腫れていたり、痛みが強いケースや水疱が生じているケースもあり、患部の状態によっては受診勧奨したほうがよいこともあります。

　アレルギー反応には、刺されてすぐに起こる**即時型**と、数日たってから起こる**遅延型**があり、

遅延型の場合は症状の原因が虫刺されだと気づきにくいことがあります。店頭では、症状に応じて抗ヒスタミン成分やステロイド成分配合の外用薬を提案していきます。

● とびひ（伝染性膿痂疹）

　小さなお子さんによく見られる「とびひ」。正式な病名は「**伝染性膿痂疹**」といい、**ブドウ球菌や溶血性連鎖球菌などの菌が原因となって引き起こされる皮膚疾患**です。

　これらはもともと肌に住みつく常在菌で、肌が健康な状態であれば特に悪さはしませんが、虫刺されやあせも、すり傷、皮膚に傷がつくなど何らかの理由で皮膚のバリア機能が低下すると、そこに入り込みます。子どもはかゆみをなかなか我慢できませんから、患部を掻きむしってしまい、あっという間に症状が広がります。

　最初は、患部がジュクジュクしてきたり、透明の水疱ができたりしますが、しだいに膿疱となって皮がめくれると痛みも強くなります。範囲が広い場合は皮膚科を受診してもらいましょう。範囲が小さければ、市販の抗生物質の軟膏で様子をみてもいいかもしれませんが、痛みやかゆみが強い場合、膿がある場合は受診勧奨します。

● 水虫（白癬菌感染症）

　小さな子どもでも、水虫（足白癬や体部白癬）を発症することがあります。原因の7〜8割は家族からの感染といわれており、水虫に感染している人、もしくはその可能性のある人が家族内にいる場合には注意が必要です（全員での治療が必要）。また、こまめな床掃除、タオルやバスマットの使い分けなどの衛生管理も重要です。

　市販の水虫薬は、小児への使用を特に制限していないものがほとんどですが、子どもの感染症である「手足口病」など、足に水疱が見られる病気との判別が難しいケースもあります。子どもの足に水疱や皮がむけるなどの症状がある場合は、市販の水虫薬を使用する前に皮膚科を受診していただきましょう。大人の場合も同じですが、**まずは皮膚科医による診断を優先**します。

● 乾燥によるかゆみ

　新生児期には一時的に皮脂の分泌が活発になることがありますが、一般的に**乳児から学童期にかけては皮脂の分泌量が少なく、肌が乾燥しやすい**といわれています。乾燥によるかゆみや湿疹などのトラブルが生じることがあり、軽い場合には保湿剤やステロイド成分配合の外用薬で改善することもあります。しかし、症状が慢性的に続いたり、市販薬を使用しても改善しない場合には、皮膚科を受診していただきましょう。

▶ 小児に対してステロイド成分を選択する時の目安

　赤みやかゆみが強い場合には、すばやく鎮めるためにステロイド成分配合の外用薬を提案していきます。ただし、乳幼児の皮膚は大人に比べてバリア機能が充分ではなく、薬剤が浸透しやすいため、年齢に応じたランクの選択が重要です。症状が軽減したら使用を止める、1週間以上続けて使用しないなど、正しい使い方や塗り方などについてもお伝えしましょう。

　また、**ステロイド成分は感染を起こしている部位に使用しない**のが原則です。

▶ セルフメディケーションにおける外用ステロイドのランク選択の目安

年代層 （目安）	赤ちゃん （2歳未満）	子ども （幼児〜小学生）	大人 （中学生以上）	高齢者 （65歳以上）
ランク	ウィーク	ミディアム	ストロング	ストロング

　市販の皮膚疾患用薬では、用法・用量において使用者の年齢を記載していません。そのため「何歳から使えますか？」と質問されることが多いと思います。ステロイド成分は年齢を目安に選びますが、3歳ごろからはミディアムランクも使用可能なため、選択肢が増えていきます。

▶ 基剤を選ぶ際の注意点

　皮膚外用薬の基剤には、主に**軟膏・クリーム・液体**の3種類がありますが、もっとも刺激が少ないのはワセリンなどの油性基剤を用いている軟膏です。クリームは、べたつかず使用感がよく、患部に塗りやすい利点がありますが、軟膏と比べて皮膚にやや刺激があるため、小さな傷などがあるとしみて痛いことがあります。

　また、液体（ローション）タイプには、添加物としてエタノールが用いられるのが一般的で、スーッとする清涼感がありますが、場合によっては刺激が強すぎて肌がかぶれてしまうこともあります（「液体ムヒベビー」など、基剤にエタノールを使用していない商品もある）。

● 代表的なベビー向け、子ども向け皮膚外用薬

商品名	使用開始年齢	特徴
ムヒ・ベビーb	1か月	・メントールやステロイドを配合していない ・おむつかぶれ、虫刺され、あせもなどに ・顔への使用も可能。弱酸性
液体ムヒベビー	3か月	・メントール、アルコールを配合していない ・手を汚さずサッと塗れる

ムヒパッチA	1歳	・パッチで患部を覆うことにより、薬の吸収が高まり、効果が持続しやすい。掻き壊しを防ぐ
ムヒアルファSⅡ	6か月	・べたつかず白く残らない、サラッとしたクリーム ・虫刺されなどのぶり返すかゆみに
ムヒS	3か月	・伸びがよく、サラッとしてべたつかない、白残りのしないクリーム ・スーッとした清涼感
液体ムヒS2a	6か月	・スーッとした清涼感 ・手を汚さずにサッと塗れる
ムヒアルファEX	6か月	・PVA＋ジフェンヒドラミン配合 ・我慢できない虫刺され・かゆみにしっかり効く（アンテドラッグ） ・べたつきが少なく白く残らない、サラッとしたクリーム
液体ムヒアルファEX	6か月	・PVA＋ジフェンヒドラミン配合 ・我慢できない虫刺され・かゆみにしっかり効く。アンテドラッグ ・手を汚さずにサッと塗れる
ムヒソフトGX	1か月	・保湿性基剤成分を配合 ・べたつかない、しっとりとした使用感 ・涙に近いpH
コートfMD軟膏	表記なし（赤ちゃん）	・効き目がやさしいウィークランクのステロイド ・香料、着色剤、防腐剤無添加
コートfAT軟膏／クリーム	表記なし（幼児から小学生）	・炎症をしっかり抑えるPVA（アンテドラッグ）とかゆみを抑えるリドカインを配合
ポリベビー	表記なし	・酸化亜鉛を配合した植物油基剤 ・カサカサとジュクジュクのどちらの患部にも、顔にも使用できる
マキロンかゆみどめ液P	表記なし	・スーッとした清涼感のある使い心地
マキロンかゆみどめパッチP	表記なし	・パッチで患部を覆うことにより、薬の吸収が高まり、効果が持続しやすい。掻き壊しを防ぐ ・ピカチュウのイラスト入りパッチ

▶ 子ども用皮膚薬の成分早見表

成分	ムヒ・ベビーb	液体ムヒベビー	ムヒパッチA	ムヒアルファSII	ムヒS	液体ムヒS2a	ムヒアルファEX	液体ムヒアルファEX	ムヒソフトGX	コートfMD軟膏	コートfAT軟膏／クリーム	ポリベビー	マキロンかゆみどめ液P	マキロンかゆみどめパッチP
デキサメタゾン酢酸エステル				●		●								
プレドニゾロン										●				
プレドニゾロン吉草酸エステル酢酸エステル							●	●			●			
ジフェンヒドラミン（ジフェンヒドラミン塩酸塩）	●	●	●	●	●	●	●	●	●			●	●	●
クロルフェニラミンマレイン酸塩														
クロタミトン				●			●							●
リドカイン											●			
イソプロピルメチルフェノール	●		●		●	●	●					●	●	●
パンテノール（プロビタミンB5）		●							●					
グリチルレチン酸	●			●	●	●				●			●	●
トコフェロール酢酸エステル	●								●		●			
ビタミンA油												●		
エルゴカルシフェロール（ビタミンD2）												●		
トリクロロカルバニリド（T.C.C）												●		
酸化亜鉛												●		
l-メントール			●	●	●	●	●	●					●	
dl-カンフル				●	●	●	●	●					●	

乳幼児、小児で特に注意したいこと

　市販薬の場合、原則として3か月未満は使用不可となっているものがほとんどで、1歳未満は医師の診療を優先させることが基本です。また、2歳未満の小児が使用できるかぜ薬・鎮咳去痰薬・鼻炎用内服薬については、添付文書において「**2歳未満の乳幼児には、医師の診療を受けさせることを優先し、やむを得ない場合にのみ服用させてください**」と記載されています。

　小児は、大人と比べて体の大きさに対して腸が長く、医薬品の吸収率が高いといわれています。また、血液脳関門が未熟なために、医薬品の成分が脳に達しやすいことや、薬を代謝する肝臓などの生理機能が未発達であるために、**薬の作用が強くなりすぎたり、副作用が出やすいこと**にも、留意する必要があります。

> 小さなお子さんは、自分のつらい症状を明確に大人に伝えることが難しいため、薬の副作用の可能性も含め、病状が悪化していないかなど、保護者がお子さんの状態をよく観察することが重要です。

▶してはいけないこと（使用しない）

主な医薬品成分や薬効群	使用不可	使用不可の理由
アスピリン アスピリンアルミニウム	15歳未満	海外諸国において、ライ症候群の発症との関連性が示唆されているため
イブプロフェン		小児の使用実績がないため
睡眠改善薬（ジフェンヒドラミン）		小児においては、神経過敏や興奮を起こすおそれがあるため
オキセサゼイン		小児に対する使用実績が少なく、安全性が確立していないため（市販薬では、小児向けの商品がない）
ロペラミド塩酸塩		強い止瀉作用があるため
プロメタジン塩酸塩 プロメタジンメチレンジサリチル酸塩		外国において、乳幼児突然死症候群など命に関わる呼吸抑制症状が報告されているため
コデイン類	12歳未満	呼吸抑制の副作用が出やすいため、2019年より12歳未満は禁忌
アミノ安息香酸エチル	6歳未満	メトヘモグロビン血症を起こすおそれがあるため

※外用薬の中にも、小児が使用できない成分がある。

外用消炎鎮痛薬	フェルビナク	15歳未満不可
	インドメタシン	11歳未満不可
目薬	プラノプロフェン	7歳未満不可

▶ 相談すること

水ぼうそう、もしくはインフルエンザにかかっている小児		
エテンザミド サリチルアミド	15歳未満	アスピリンによるライ症候群の発症との関連性が示唆されていることから、同じサリチル酸系であるエテンザミドは、原則として小児の使用を避ける

　小児の場合、体の大きさにかなりの個人差があるため、小児科などの医療機関では薬の用量を体重に基づいて決めることが多いのですが、市販薬では「1歳以上3歳未満」「5歳以上7歳未満」というように年齢幅で記載されています。小学校高学年くらいになると、大人とほぼ変わらない体格のお子さんもいますが、**体が大きいからといって大人用の薬を飲んではいけません。**

　また、年齢の区分を含め、**添付文書に書いてある用法・用量を守らずに薬を使用して、副作用で重い病気や障害が生じた場合には「医薬品副作用被害救済制度」の対象にならない**という問題もあります。商品の使用年齢や用法・用量など「使用上の注意」を守ることが大事です。

▶ その他の注意点

● 小児全般について

成分名、薬効群	注意点
タンニン酸アルブミン	・乳タンパク質のカゼインを含有する医薬品は、牛乳アレルギーの人には禁忌 ・カゼインを含有する代表的医薬品がタンニン酸アルブミンで、止瀉薬や整腸剤などに主に含まれる
ビスマス製剤	・精神神経症状が報告されているほか、小児に対する安全性が確立されていないため使用を避ける

●5歳未満の乳児について

成分名、薬効群	注意点
駆虫薬	・駆虫薬に配合される成分は、精神神経系の副作用を生じるおそれがあり、血液脳関門が未発達な1歳未満の乳児への使用はなるべく避ける必要がある ・市販のギョウ虫駆除薬（「パモキサン錠」佐藤製薬）では、使用年齢が5歳からとなっており、5歳未満は服用できない

●1歳未満の乳児について

成分名、薬効群	注意点
ビタミンA主薬製剤 ビタミンD主薬製剤	・乳児の場合、脂溶性ビタミンの服用による過剰症が起こりやすいため、服用する際には注意が必要 ・市販薬では「カワイ肝油ドロップ」などがあるが、使用年齢は1歳以上

●3か月未満の乳児について

成分名、薬効群	注意点
一部の漢方薬 皮膚用薬、目薬など	・使用者の年齢の下限を記載していない商品もあるが、生後3か月未満の乳児の場合は、市販薬の使用より医師の受診を優先

●1か月未満の乳児について

成分名、薬効群	注意点
瀉下薬 （マルツエキス）	・乳児の便秘を改善する目的でマルツエキスが用いられることがある ・新生児は体の機能が非常に未熟なため、安易に瀉下薬を使用しない ・激しい下痢による脱水症状を起こすおそれがあり、注意が必要

●誤飲に気をつける

　子どもが風邪シロップを1本丸々飲んでしまったケースや、冷蔵庫や食卓などに置いてあった家族の内服薬を子どもが口にしてしまったケースなど、子どもが家庭などで薬を誤って飲んでしまう「誤飲」は、店頭でもしばしば相談を受けます。

　子どもの手や目が届くところに、薬を置かないことが重要です。もし、誤って飲んでしまった

場合には、すぐに「こども医療電話相談」「中毒110番」などに連絡し、状況を伝えるようアドバイスしてください。

こども医療電話相談		#8000
中毒110番 （公財）日本中毒情報センター	大阪中毒110番	072-727-2499
	つくば中毒110番	029-852-9999

▶ 服薬サポートゼリー

「小児科で処方された薬を子どもが飲んでくれなくて、何かいい方法はありませんか？」と相談された時に、皆さんはどんな対応をしていますか？　小さな子どもの服薬で、口に含ませても吐き出してしまったり、飲むのを嫌がったりする理由としては、「味が美味しくない」「飲み込みづらい剤型」などがあると思います。また、そもそも「薬を飲むこと」が嫌で、抵抗する場合もあるでしょう。

　市販のジュースやアイスクリームに粉薬などを混ぜる方法もありますが、薬の性質によっては、フルーツ系のジュースに混ぜると余計に苦みを感じたりすることもあるので、食品と混ぜる際の注意点についても情報提供することが大事です。

　最近は、服薬をサポートするゼリー（食品）の種類も豊富になってきました。たとえば服薬ゼリーは、薬やサプリメントを楽に服用するための商品で、「服薬補助ゼリー」とも呼ばれます。

　喉につまったり、むせたりせずに、胃までスムーズに届けます。小さな子どもだけでなく、高齢者向けにも販売されていて、苦い粉薬を服用したり、複数の錠剤をつるんとまとめて服用したい時などに便利です。また、服薬ゼリーは、薬の溶出や吸収に影響を与える脂質やタンパク質などを含みません。

● 代表的な製品

らくらく服薬ゼリー おくすり飲めたね（龍角散）		
使用できる年齢	離乳中期（7～8か月）	
飲み味・特徴	いちご味 ぶどう味	・ローカロリー、ノンシュガー、ノンカフェイン ・果汁不使用 ・アレルギー物質（えび、かに、卵、乳、小麦、そば、落花生）とそれに準ずるもの不使用 ・合成着色料・保存料不使用

	チョコ風味	・抗生物質や苦い薬の服用に適する ・ローカロリー、ノンシュガー、ノンカフェイン ・チョコレート不使用 ・アレルギー物質（えび、かに、卵、乳、小麦、そば、落花生）とそれに準ずるもの不使用 ・合成着色料・保存料不使用

お薬じょうず服用ゼリー（和光堂）

使用できる年齢	離乳中期（7～8か月）	
飲み味・特徴	いちご風味	・顆粒タイプ（水を加えると簡単にゼリーになる） ・でん粉を原料としたペースト状の食品 ・苦みが出にくい中性タイプ ・薬の苦み、臭い、ざらつき感を和らげ、苦手な粉薬が飲みやすくなる ・着色料、保存料不使用
	りんご風味	・開栓後すぐに使える便利なゼリータイプ ・粉薬や錠剤、カプセル剤などの薬を飲み込むのを助ける

FCおくすりレンジャー（白十字）

使用できる年齢	離乳が完了している子ども	
飲み味・特徴	フルーツパック（ぶどう・いちご・メロン）	・薬への影響が少ない寒天を主成分としたゼリー ・飲みやすくするために「果汁」入り ・甘味料、保存料不使用 ・糖分を含み、糖分摂取制限を受けている人は特に注意が必要
	スイーツパック（プリン・チョコ）	・薬への影響が少ない寒天を主成分としたゼリー ・抗生物質や苦い薬の服用に適している ・苦みが出にくい中性タイプ ・人工甘味料、保存料、合成着色料不使用

粉ミルクの種類（アレルギー用ミルク含む）

　粉ミルクは、母乳の栄養成分を参考にして作られた育児のための乳児用調製粉乳で、主に牛乳を原料にして作られています。アレルギーのあるお子さん向けに、大豆を原料にした粉ミルクもあります。主成分はタンパク質、脂質、炭水化物のほか、ビタミンやミネラル等を含みます。

　粉ミルクの成分は法律で厳しく定められており、ミルクのみでも赤ちゃんが健康に育つように調整されています。

　昨今、食物アレルギーのあるお子さんの増加や、食の多様化にともなって植物由来の製品のニ

ーズが高まりつつあります。アレルギー用ミルクや特殊ミルクに関する製品知識も深めておきましょう。市販されている粉ミルクの種類は主に下記の3つです。

育児用ミルク	・母乳代替食品と呼ばれるミルクで、新生児から使用 ・メーカーが母乳に近い味などを研究し、製造している
フォローアップミルク	・離乳食の3回食が始まる生後9か月ごろから使用 ・離乳食では足りない栄養素を補うために飲むミルク
アレルギー用ミルク	・牛乳アレルギーなどで育児用ミルクでは下痢をしてしまう赤ちゃん向けに開発されたミルク

▶乳糖不耐症と牛乳アレルギーの違い

　母乳やミルク含まれる乳糖は、腸の中でラクターゼによって分解されないと体に取り込むことができません。ラクターゼの分泌不足により乳糖を分解できず、うまく母乳や粉ミルク、牛乳などを体の中で吸収できないのが**乳糖不耐症**です。症状は主に下痢や腹痛、腹部不快感など。

　症状の重症度にもよりますが、乳糖が入っていない特殊ミルクに変更するなどの対応が必要になることもあります。その際、重症度の診断や、どのミルクが合っているのかなども含め、**小児科を受診**して相談していただきましょう。

　赤ちゃんが先天的に乳糖を分解する酵素を持っていない場合（先天性乳糖不耐症）は、母乳やミルクを与え始めるとすぐに下痢を起こし、放っておくと脱水や栄養失調になってしまいます。

　牛乳アレルギーは、食物アレルギーの一種。原因となる食物を摂取した後にアレルギー反応が起こり、下痢や腹痛、じん麻疹などの症状や、重い場合には、呼吸困難などのアナフィラキシーショックが起こることもあるため、乳糖不耐症よりも深刻な病態といえます。

　牛乳アレルギーは牛乳などの食品に含まれる、カゼインやβラクトグロブリンなどのタンパク質が原因物質とされていて、乳幼児に多く見られ、3歳以降に自然治癒することもあるとされています。

　いずれにしても、医療機関での診断を受け、適切な対処法を見つけることが大事です。

▶代表的な製品
●育児用ミルク（新生児～12か月ごろ）

明治	ほほえみ（粉タイプ・キューブタイプ・液体タイプ）

森永	はぐくみ・E赤ちゃん（粉タイプ）
和光堂	レーベンスミルクはいはい（粉タイプ）
雪印ビーンスターク	ビーンスターク すこやかM1（粉タイプ・液体タイプ）

● フォローアップミルク（9か月〜3歳ごろ）

明治	ステップ（粉タイプ・キューブタイプ・液体タイプ）
森永	チルミル（粉タイプ）
和光堂	フォローアップミルクぐんぐん（粉タイプ）
雪印ビーンスターク	つよいこ（粉タイプ）

● アレルギー用ミルク（医師等専門家に相談の上、指示に従って使用）

	製品名	特徴
明治	明治ミルフィーHP	・ミルク、卵、大豆のタンパク質アレルギーなどの赤ちゃんに
	明治エレメンタルフォーミュラ	・ミルクアレルギーの赤ちゃんのためのアミノ酸ミルク ・ミルクアレルギーや先天性乳糖不耐症およびガラクトース血症の赤ちゃんに
森永	ニューMA-1	・ミルクアレルギーの赤ちゃんに
	MA-mi	
	ARミルク	・胃食道逆流があり、通常の育児用ミルクでは嘔吐や溢乳（いつにゅう）を起こす乳児のためのミルク ・天然由来のとろみ成分を配合してミルクの粘度を高くしている ・栄養成分は森永「はぐくみ」とほぼ同様
	ノンラクト	・乳糖不耐症およびガラクトース血症用 ・一般の育児用ミルクを飲むと下痢や腹痛などを起こす赤ちゃんのための乳糖を含まないミルク
和光堂	ボンラクトi	・牛乳成分を使わず、大豆タンパクを用いて作られた育児用粉乳 ・ミルク嫌いやミルクが合わない赤ちゃんに

子ども専用の医薬品

体の痛み、むくみを防止する製品

関節の痛みのケア

　膝関節や手首の急性期の痛みに対して、外用消炎鎮痛薬や内服の鎮痛薬などを提案することがありますが、店頭では日常生活におけるさまざまな動作をサポートする製品や、痛みを軽減するような製品も扱います。ここでは、そうしたサポート製品についてまとめます。

　膝関節の痛みは、個人差はあるにせよ、加齢にともなって誰もが経験するものかもしれません。特に肥満の人は、重い体重が膝関節にかかって痛みや炎症が強まりやすいとされているので、重症化を防いで生活の質を低下させないためにも、適切な運動による体重管理や、筋力アップを、日頃から心がけることが重要です。

「自分の足で動ける」ということが、寝たきりの予防、さらには健康寿命を延ばすことにもつながりますから、関節の痛みのケアや痛みを引き起こす病気などについて理解しておくといいでしょう。

膝の痛み

▶ 変形性膝関節症

　関節痛の相談でもっとも多いのは「膝関節の痛み」です。主に中高年層からは、「**膝の曲げ伸ばしや階段の上り下りがつらい**」など切実な相談も増えます。膝の関節の軟骨が摩擦などですり減ったために、膝に強い痛みが出る慢性的な病気を、変形性膝関節症といいます。

　症状が軽い場合は、外用消炎鎮痛薬（湿布薬）やサポーターを提案したり、湿布薬では痛みが緩和されない場合に頓服として内服の鎮痛薬を提案することもありますが、「すり減った軟骨を元通りにしたい」という声を耳にすることも少なくありません。それに関連して、コンドロイチン硫酸ナトリウムを主薬とする医薬品や、グルコサミンなどのサプリメントに関する相談を受ける機会も多いのではないでしょうか。

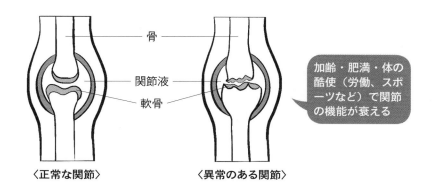

骨

関節液

軟骨

加齢・肥満・体の酷使（労働、スポーツなど）で関節の機能が衰える

〈正常な関節〉　　　〈異常のある関節〉

　原因は主に**加齢**によるものですが、**スポーツによる体の酷使**や、**肥満**（体重が膝に負担をかけている）、**閉経後のホルモンバランスの変化、O脚**、なども挙げられます。初期の症状では、歩き始めに痛みが出る程度で、休めば治まることもありますが、基本的に年齢を重ねるごとに病状が進み、完治が難しい病気です。重症化すると、安静にしていても痛みが取れず、歩行も難しくなることもあり、その場合には医療機関への受診が優先されます。

　変形性膝関節症の初期では、歩き始めなどに痛みが出ますが、安静にしているとその痛みが和らぐため、**安静にするのがよいと勘違いしがち**です。もちろん、急性期の痛みが強い時には安静にしたほうがいいのですが、痛みが和らいできたら少しずつ動くことが大事。動かないようになると、膝を支える筋力が低下したり、運動しないことで体重が増加して、さらに膝への負担が増す悪循環に陥ってしまいます。

　膝サポーターは、変形性膝関節症を治せるものではありませんが、日常生活の動作や階段の上り下りの際の膝の痛みを軽減できます。また、膝を安定させることで、変形性膝関節症の進行を遅らせることができるといわれるので、慢性的な痛みで湿布薬などを購入されるお客様に一緒に提案してみるとよいでしょう。

サポーターは日常生活における散歩や軽い運動など、動く時の補助に使用し、就寝時には外してもらいましょう。

手首の痛み

▶ 痛みの原因は手首や指の使いすぎ

膝関節の次に、店頭での相談が多いのが「手首の痛み」ではないでしょうか。痛みの原因の大半は、**手首の使いすぎ**によるものといわれています。実際に受ける相談では、テニスやゴルフなどのスポーツのほか、長時間のパソコンやレジ打ちなどの作業、家事や育児（長時間の赤ちゃんの抱っこなど）などさまざまな原因の痛みがありますが、いずれも手首に負荷がかかる状況が日常的にあったことがうかがえます。

手首の痛みで代表的な病気に、腱鞘炎があります。急性期には激しい痛みがあるといわれ、市販の湿布薬などを使用しても痛みが緩和しない場合には、整形外科などの医療機関を受診していただくこともあります。

▶ 腱鞘炎

手首の親指側には、ひも状の「腱」が2本あり、腱が腕の筋肉と連動することによって、親指を伸ばしたり、広げたりすることができます。その腱が通っているトンネル状の筒の部分が「腱鞘」で、腱がなめらかに動くよう支えています。**この腱鞘と腱がこすれ合って炎症を起こす病気が腱鞘炎**です。

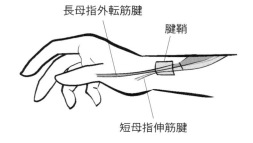

長母指外転筋腱

腱鞘

短母指伸筋腱

腱鞘炎になると、指の付け根などに痛みや腫れが起こります。動かすと痛いため、初期（急性期）ではしっかり固定して安静にすることが大事です。

▶ ドケルバン病

特に親指を動かした時などに手首が強く痛む場合は、腱鞘炎の一種であるドケルバン病の可能性があります。主な原因は親指の使いすぎで、スマートフォンをよく使う人や、パソコンでの作業、ギターやピアノなどの楽器演奏、裁縫など、手首を曲げながら親指を動かす動作により生じやすいといわれています。

また、更年期や出産前後の女性、糖尿病の患者さんでは、親指や手首を酷使していなくても起こることがあるといわれます。強い痛みが続く場合には、医療機関を受診していただきましょう。

ばね指

　ばね指とは、指の腱鞘炎のことです。手首の腱鞘炎と同じように、指にも筋肉と骨を結びつけている腱と腱が通る腱鞘があり、そこで炎症が起き、手のひら側の指の付け根に痛みや腫れ、熱感などが生じます。

　そのままにしておくと腱や腱鞘が腫れてうまく動かなくなり、ばねのように突然弾いたように指が動いたり、かくかくとした動きが見られるようになります。

　ばね指の主な原因は、家事などによる指の使いすぎといわれ、糖尿病やリウマチの人、人工透析を受けている人や、更年期や妊娠・出産などでホルモンバランスが乱れる時期の女性などに多く見られます。編み物や裁縫など、指を酷使する作業によって悪化しやすいといわれます。

　ばね指以外の主な指関節のトラブルとしては、**ヘバーデン結節**や**手根管症候群**などもあります。手指の痛みやこわばりは、放置すると症状が悪化してしまう場合もあるため、異変を感じた初期のうちに医療機関を受診していただきましょう。

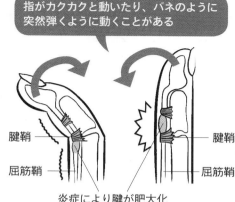

指がカクカクと動いたり、バネのように突然弾くように動くことがある

腱鞘
腱鞘
屈筋鞘
屈筋鞘
炎症により腱が肥大化

サポーターの選び方

　店頭では、外用消炎鎮痛薬の相談を受けた時に、湿布薬とともにサポーターも一緒に選んで欲しいと要望されることがあります。しかし、適切なサイズ選びはもちろん、お客様の状態やニーズに合わせた製品選びを難しく感じている登録販売者は多いのではないでしょうか。そもそも「サポーターはどんな人に必要なのか？」やサポーターの役割や機能などは、登録販売者試験でも学ばない部分です。使った経験がない人にとっては特に難しいカテゴリかもしれません。

　店頭では、さまざまな種類のサポーターが売られていますが、もっとも売れているのは膝サポーターではないでしょうか。

▶ サポーターの機能と種類

	保温性サポーター	機能性サポーター	
		圧迫機能	支持・安定機能
主な形状	筒状タイプ	ベルトを締めて自分で調節できるタイプ	
特徴	・関節部を温める ・価格が比較的安価 ・洗濯機で洗えるものが多い ・着脱が簡単	サポーター本体で圧迫・加圧することで関節を安定させる	支柱（ステー・ボーンなど）によって関節のグラつきを抑え、スムーズな動きを助ける
適する人	・常に痛いわけではないが、冷えると痛む ・強く締め付けたくない	・可動時の痛みが強く、しっかり固定したい ・普段から痛みがあり、動かすと痛みが強まる	
サポーターの種類	手首用、親指用、肘用、膝用、足首用、腰用、ふくらはぎ用など		

　サポーター選びで大事なのは「**サイズ**」です。締め付けるのが嫌だからと大きめを選ぶと、動いているうちにずり落ちてしまい、きちんと固定できません。また、小さすぎると患部を締め付けすぎてしまい、うっ血したり、痛みが増す要因になることも。

　製品の多くは、服のサイズ表記と同じように、S／M／L／LLで表示されていますが、正しいサイズを使用するためにメジャーで部位を測り、商品の箱の表記を参考に選んでいきます。

▶ サイズの測り方

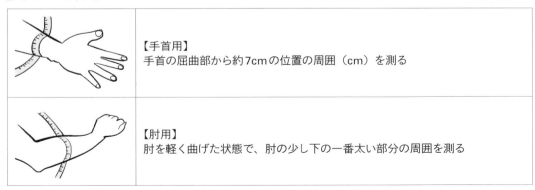

	【手首用】 手首の屈曲部から約7cmの位置の周囲（cm）を測る
	【肘用】 肘を軽く曲げた状態で、肘の少し下の一番太い部分の周囲を測る

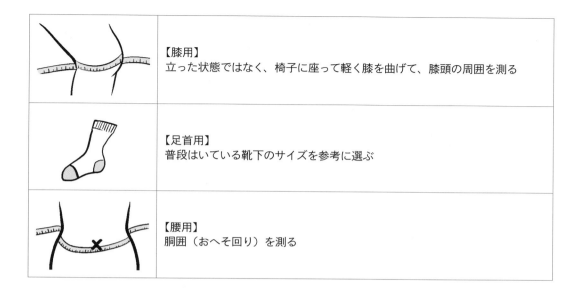

	【膝用】 立った状態ではなく、椅子に座って軽く膝を曲げて、膝頭の周囲を測る
	【足首用】 普段はいている靴下のサイズを参考に選ぶ
	【腰用】 胴囲（おへそ回り）を測る

▶ サポーターとテーピングの違い

　サポーターを装着することで痛みのある部位を圧迫して関節を安定させ、歩行時の膝の違和感やふらつき、足首の捻挫の痛みなど、日常の中で起こりやすい関節の痛みのケアをすることができます。スポーツテーピングやキネシオロジーテーピングなど、サポーター以外にも、関節の痛みをケアする方法はいろいろあります。

　関節の固定や可動域のスムーズな動きを支えるということでは、テーピングも目的が似ていますが、テーピングは慣れていない人にとっては取り扱い方が難しく、正しく巻かないとよい効果を得られないため、初心者の方にはおすすめしづらいことも。また、肌が弱い人はテープにかぶれてしまうこともあります。「効果」や「手軽さ」という点ではハードルが高いですね。その点、サポーターは使い方が複雑ではなく、手軽に関節の痛みをケアできる方法といえます。

テーピングの種類と特徴

　テーピングの種類は多様で、販売メーカーによっても機能や特徴が違いますが、使用する目的は、関節や筋肉の動きを制限することです。それによって、運動時や生活動作における痛みを軽減したり、怪我を予防したりします。

　テーピングは大きく「伸びないテープ」と「伸びるテープ」の2種類に分けられます。伸びるテープには、キネシオロジーテープやセルフテーピング用テープ、自着テープなど、さまざまな種類があります。

　正しい巻き方については、主要な販売メーカーの公式サイトなどで、動画で詳しく紹介されていますので、お客様にもご案内しましょう。

▶ 伸びないテープ（非伸縮性テープ）

特徴	代表的な製品
・ホワイトテープとも呼ばれる ・保持力が強く、しっかり固定・圧迫したい部位に使用する ・透湿性があり、かぶれが少ない	・バトルウィンテーピングテープ（非伸縮）（ニチバン） ・バトルウィンカラーテーピングテープ（非伸縮）（ニチバン） 【テープの幅】12〜50mm

▶ 伸びるテープ（伸縮性テープ）

　伸縮性もありながら、しっかり固定もする**ハードタイプ**と、固定よりも動きを優先する**ソフトタイプ**の2種類があります（エラスチックテープと呼ばれることもあります）。

	特徴	代表的な製品
ハードタイプ	・伸縮性も固定力もあるテープ ・強い可動制限 ・ハードなスポーツなどに使用 ・汗にも強い ・テープを切る際はハサミが必要	バトルウィンテーピングテープ（伸縮）（ニチバン） 【テープの幅】25〜75mm
ソフトタイプ	・ソフトで動きやすい ・固定よりも動きやすさを優先したい時に使用 ・適度な可動制限 ・ハサミを使わずに手で切れる	バトルウィンテーピングテープEL（伸縮）（ニチバン） 【テープの幅】50〜75mm

キネシオロジーテープ（伸縮性テープ）

伸張性があり、関節を固定する力はそれほどありませんが、筋肉そのものを保護やサポートする目的で用いられます。

特徴	代表的な製品
・筋肉の伸びを制限する ・痛みの緩和、怪我の予防に使用 ・高い撥水性と通気性 ・テープを切る際にはハサミが必要	・バトルウィンセラポアテープ撥水（キネシオロジーテープ）（ニチバン） ・プロ・フィッツ キネシオロジーテープ快適通気（ピップ） ・プロ・フィッツ キネシオロジーテープ しっかり粘着（ピップ） 【テープの幅】25〜75mm

セルフテーピング用キネシオロジーテープ（伸縮性テープ）

1人で手軽に巻くために開発されたテープで、はく離紙がなく使い方がシンプルなため、スポーツや家事など日常生活で手軽に活用できます。

特徴	代表的な製品
・適度な伸縮性と粘着性 ・手で簡単に切れる ・1人で巻くセルフテーピングに最適 ・高い通気性	・バトルウィン手で切れるセラポアテープFX（キネシオロジーテープ）（ニチバン） ・プロ・フィッツ キネシオロジーテープ 快適通気 手で切れるタイプ（ピップ） 【テープの幅】25〜50mm

自着テープ（伸縮性テープ）

テープ自体には粘着性がないため、肌にくっつきません。重ねて巻くとテープ同士がくっつく性質があり、何度か巻き直したり、繰り返し使用することが可能です。

特徴	代表的な製品
・肌に貼らないタイプ ・粘着剤が肌につかずべたつかない ・肌かぶれの原因になりにくい ・肌が弱い人、体毛の濃い人に使用 ・伸縮性にすぐれ、関節部にしっかりフィット	・バトルウィンWグリップ（ニチバン） ・バトルウィンくっつくバンデージ（ニチバン） ・プロ・フィッツ くっつくテーピング（ピップ） 【テープの幅】25〜75mm

アンダーラップテープ（伸縮性テープ）

テーピング時の皮膚の保護のために、テーピングする前の皮膚に巻くテープです。

特徴	代表的な製品
・皮膚のかぶれ予防に ・粘着性はなく、適度な伸縮性がある ・テープをはがす際の皮膚への負担を軽減	・バトルウィンアンダーラップテープ（ニチバン） ・プロ・フィッツ キネシオロジーテープ 快適通気 手で切れるタイプ（ピップ） 【テープの幅】25～50mm、70mm

▶ その他のテープ

曲げると痛い指に使用する**非伸縮素材**の関節サポートテープです。

特徴	代表的な製品
・指を曲げると痛い時に使用 ・指関節に貼りやすい特殊形状 ・蒸れにくい	バトルウィン指プロテクター（非伸縮）（ニチバン） 【テープの幅】13～17mm、18～22mm

体のむくみ防止

「月経前などホルモン周期の関係で体がむくみやすくなる」「お酒を飲んだ翌朝は、顔がむくんでしまう」など、むくみの悩みはさまざまです。店頭で受ける「体のむくみ」の相談でもっとも多いのは、足のむくみではないかと思います。

生理周期に関連してむくむケースや、気圧など気象に影響されるケース、水分代謝がうまくいかずにリンパの流れが滞っているケースなど要因はさまざまで、状態に応じて漢方薬などを提案することもあります。

一方で、職業柄立ちっぱなしの時間が長い人から、「夕方になると足がむくんでしまうのを何とかしたい」という相談を受けることも多いのではないでしょうか。ここでは、むくみ防止に提案できる弾性ストッキングや着圧ソックスについて、解説していきます。

▶ なぜむくみが起こるのか?

むくみは医学用語で「浮腫（ふしゅ）」といいます。何らかの原因によって、毛細血管からしみ出す水分量が増えたり、細胞間質液から血管に戻す量が減る（細胞間質液が多くなる）ことで起こります。浮腫は、目の周辺、手指、足全体、足の甲などの部位によく見られます。

多くの場合、病気ではありませんが、心不全やネフローゼ症候群、甲状腺機能障害、下肢静脈瘤、肝硬変などの疾患が背景にあることも。全身性の浮腫が生じる疾患の多くは、マッサージや

運動、弾性ストッキングの着用などでは根本的な解消が難しいため、かかりつけ医に相談していただきましょう。

また、**立ちっぱなしや座りっぱなしなど長時間同じ姿勢でいると、重力の関係で下肢に水分が溜まりやすく、**それがむくみの原因になります。一般的に、下半身のむくみは男性より女性に多く見られ、理由の1つとして男性よりも筋肉量が少ない点が挙げられます。「ふくらはぎは第二の心臓」といわれるように、歩くことでふくらはぎの筋肉がポンプの役割を果たしています。

▶ むくみを防止するには

足のむくみなど、**体の部分的なむくみ**に対しては、ストレッチやエクササイズ、入浴して温める、マッサージするなど、解消方法がいくつかあると思います。運動習慣を取り入れる、塩分を摂りすぎない、体を冷やさない、アルコールを摂りすぎないなど、生活習慣の見直しも大事です。

加齢や筋力低下などにより皮膚のハリが失われていくと、細胞外に出た水分を毛細血管に戻す働きも低下しやすくなるために、むくみやすくなります。

足がむくみやすい人におすすめなのが、弾性ストッキングや着圧ソックス。ふくらはぎや足首を圧迫することで、血管やリンパ管を刺激して、下肢に溜まりがちな血液やリンパ液を戻しやすくしてむくみを防止します。

弾性ストッキング（着圧ストッキング）	・一般的なストッキングと比べて締め付け圧が強い ・足首周辺の圧力がもっとも強く、足首からふくらはぎにかけて段階的に圧力が弱くなっている ・ふくらはぎの筋肉をサポートし、心臓に運ばれる静脈の血流を促進する働きがある
着圧ソックス	・夕方になると、ふくらはぎがむくみでパンパンに張ってつらい、靴がきつくなるが、ストッキングやタイツは苦手という人に ・弾性ストッキングと同様に、足首周辺の圧力がもっとも高く、ふくらはぎにかけて段階的に圧力が変化する設計

市販の弾性ストッキングよりも、さらに圧力の高い「医療用弾性ストッキング」もあります。下肢静脈瘤や外科手術などの後遺症によって下肢のむくみがある人が主に使用するもので、着用には医師や看護師など専門知識を持つ医療従事者のサポートが必要です。

▶ 一般医療機器のストッキング・ソックス

　店頭には、雑貨の着圧ストッキングや着圧ソックスもたくさん並んでいると思いますが、それらの製品よりも圧力値の高い**一般医療機器**の弾性ストッキングや着圧ソックスも販売されるようになりました。**むくみ改善、血行促進、リンパ液の流れを改善すること**を目的とした製品です。

主に外出時に着用	主に家で過ごす・就寝時に着用
・スリムウォーク メディカルリンパストッキング ・スリムウォーク メディカルリンパハイソックス ・メディキュット メディカル ストッキング ・メディキュット メディカル ハイソックス	・スリムウォーク メディカルリンパロング ・スリムウォーク メディカルリンパショート ・メディキュット メディカル スパッツ ・メディキュット メディカル ひざ下 ・メディキュット メディカル ロング

　一般医療機器の弾性ストッキングやソックスは、「メディカルケアストッキング」「リンパケアソックス」などと呼ばれる場合もありますが、製品の外箱には「一般医療機器」の表示がされています。立ちっぱなしの仕事などで、足がむくみやすい人で、雑貨の着圧ストッキングや着圧ソックスでは効果をイマイチ実感できていない場合などに提案してみるといいでしょう。

　なお、一般医療機器も製品ごとに**「使用上の注意」**が記載されています。販売時や使用する前にお客様にも確認していただくようにしましょう。**就寝時に使用できない**製品は、「使用上の注意」にその旨が記載されています。

一般医療機器の弾性ストッキングやソックスは、血液やリンパの流れを改善し、むくみを防止するもので、「治療」を目的としたものではありません。

相談すること

●次の方はご使用前に医師に相談する
（1）現在、病気や怪我などによる脚のむくみやだるさを感じる人
（2）血圧の高い方、心臓・腎臓などに障害のある人
（3）現在、かゆみや発疹を起こしている人
（4）血行障害を起こしたことのある人
●サイズの合わないものを使用しない（血行が悪くなるおそれがあります）
●2枚重ねて使用しない（血行が悪くなるおそれがあります）
●使用中、使用後に気分が悪くなったり、かゆみ、発疹、痛みなどの異常を感じた場合は、すぐに使用
　を中止する
●医療目的に使用しない
●就寝時に使用しない

入れ歯による悩み・
とろみ調整食品・栄養食品

入れ歯による悩み

　厚生労働省の調査によると、歯の平均寿命は約50～65年。その中でも「奥歯の寿命」がもっとも短く、前歯よりも10年以上も早く抜けてしまいます。そのため、一般的には奥歯から入れ歯になっていく人が多いでしょう。永久歯が生え始めるのが6歳ごろなので、日本人の平均寿命から考えると70年以上は保ちたいところですが、自分の歯を残すことは簡単ではありません。

　店頭では、50歳以上のお客様からの相談が多いと思いますが、30代、40代の比較的若い世代から入れ歯のトラブルについて相談を受けることが時折あります。

▶ 入れ歯の3大トラブル

```
①入れ歯が外れる
②入れ歯が痛い
③うまく噛めない（もしくは食べ物が入れ歯のすき間に入って食べづらい）
```

　①と②に関しては、かかりつけの歯科医で相談していただくことになりますが、「入れ歯をしっかり固定したい」「入れ歯のすき間に食べ物が入らないようにしたい」という悩みは、市販の入れ歯安定剤で解消することがあります。

▶ 店頭で受ける入れ歯安定剤について多い相談

| 接着力が長持ちしない | ➡ | 「効果が長持ちするのはどれですか？」 |

| 安定剤をつけると、食事が美味しくない | ➡ | 「食べ物の味に影響しないのはどれですか？」 |

| 使った後にきれいに取り除けない | ➡ | 「手入れが簡単なのはどれですか？」 |

▶ 入れ歯安定剤

「入れ歯が口の中でガタガタする」「しゃべる時に外れやすい」「入れ歯のすき間を気にせず食事をしたい」などの理由で入れ歯安定剤を使用している人は多いと思います。**金属床・プラスチック床**などの入れ歯の素材や、**総入れ歯用・部分入れ歯用**など、用途別に製品が分かれていることもあります（ブリッジ、さし歯には使用できません）。

また、市販されている入れ歯安定剤には、大きく分けて**義歯粘着剤**と**ホームリライナー**の2つがあります。

● 義歯粘着剤

特徴	・入れ歯と歯肉などの粘膜を粘着させる ・唾液などの水分と混ざり合うことで粘着力が高まる 【種類】 粉末（パウダー）タイプ、クリームタイプ、シート（テープ）タイプ
適するケース	歯肉と入れ歯のすき間が少ない場合

粉末（パウダー）タイプ

口の中の水分を吸収して粘液になることで、粘着力が出る
【使い方】入れ歯を濡らしてから、粉末を振りかける

代表的な製品	特徴
ポリグリップパウダー無添加 （グラクソ・スミスクライン）	・無味・無臭 ・目づまりしにくく、振りかけやすい容器で、使い方も簡単 ・色素・香料無添加。アルコールは含まれていない ・うすづきの粉末で、ほとんど違和感なく入れ歯を安定させる ・味を変えにくく、食事を楽しめる

クリームタイプ

粘着力、持続力が高く、長持ちするのが特徴。噛んでもズレにくい
【使い方】チューブからしぼり出して入れ歯に塗る

代表的な製品	特徴
新ポリグリップS （グラクソ・スミスクライン）	・ミント味 ・亜鉛・アルコールは含まれていない
新ポリグリップV （グラクソ・スミスクライン）	・無味・無臭 ・色素・香料無添加 ・ビタミンE酢酸エステル配合（製品の抗酸化剤） ・亜鉛・アルコールは含まれていない
新ポリグリップ無添加 （グラクソ・スミスクライン）	・無味・無臭 ・色素・香料無添加 ・味をほとんど変えずに食事を楽しめる ・アルコールは含まれていない
新ポリグリップトータルプロテクション （グラクソ・スミスクライン）	・少量で安定 ・色素・香料・防腐剤無添加 ・亜鉛・アルコールは含まれていない

シート（テープ）タイプ

入れ歯と歯茎をピタッと接着することにより、入れ歯が外れそうになるのを防ぐ
【使い方】乾いた手でシートを袋から取り出し、シート全体を1秒間ほどサッと水に浸してから入れ歯に貼る

代表的な製品	特徴
シーボンド上歯用・下歯用 （エーザイ）	・海草の粘着成分のアルギン酸や、複数の粘着成分を含むシートタイプの総入れ歯用の安定剤 ・不快な味や臭いがない ・入れ歯と歯茎の間からのはみ出しがない ・ハサミで切ってサイズを調節できる ・すっきりはがせて、入れ歯のお手入れも簡単
タッチコレクトⅡ （シオノギヘルスケア）	・口の中で徐々に唾液を吸収しながら粘性を増し、接着効果と密封効果により、入れ歯を歯茎に安定させる ・個人差はあるが、1回つけると2〜3食持つ

● ホームリライナー

特徴	ゴム状のクッションで、義歯床と粘膜のすき間を埋めて固定する 【種類】クッションタイプ
適するケース	歯肉と入れ歯の間に厚みが欲しい場合

クッションタイプ

義歯粘着剤に比べて汚れにくい反面、吸着が強く外しにくい場合がある。適度なクッション性で歯茎への衝撃を和らげ、固いものが食べやすくなる
【使い方】適量の薬剤を入れ歯の歯茎があたる部分に数か所塗布し、押し広げる

代表的な製品	特徴
タフグリップクッション 透明 （小林製薬）	・食事をしても口の中で溶け出さない ・一度つけると洗って2〜3日使える長持ちタイプ ・タフグリップをつけたまま、入れ歯洗浄剤「タフデント」で入れ歯を洗うことができる
タフグリップクリーム無添加 （小林製薬）	・香料・着色料無添加で、味覚に影響しにくい ・金属床の入れ歯にも使用できる ・アルコールを含まない
やわらかタフグリップ （小林製薬）	・薄く伸ばせて、塗りやすい ・食事をしても口の中で溶け出さない ・一度つけると洗って2〜3日使える長持ちタイプ ・タフグリップをつけたまま、入れ歯洗浄剤「タフデント」で入れ歯を洗うことができる
クッションコレクト （シオノギヘルスケア）	・食事などで溶けないで、入れ歯にそのまま残る ・歯茎と同じような色で目立たない ・アルコールを含むため、ほてり、ふらつきが起こる可能性がある ・個人差はあるが、1回つけると適度な弾力が4〜5日持続 ・入れ歯の取り外しが自由にでき、つけたまま入れ歯洗浄剤（「さわやかコレクトW抗菌」など）で洗うことができる

▶ 入れ歯安定剤は管理医療機器

　入れ歯安定剤は管理医療機器ですので、製品には添付文書がついています。正しい使用方法や保管方法、「禁忌・禁止」や「使用上の注意」が記載されているので、使用の前に必ずお読みいただくようお伝えしましょう。

禁忌・禁止
次の人は使用しないこと 1. 製品による過敏症状（発疹・発赤、かゆみ、腫れ等）を起こしたことがある人 2. 入れ歯が直接触れるところに荒れ、痛み、傷、腫れ等の症状のある人 3. 食べ物等の飲み込みが困難な人（喉につまるおそれがある）
使用上の注意
1. 長期連用しないこと。連用する場合には歯科医師に相談すること（歯茎がやせる、噛み合わせが悪くなることがある） 2. 次の場合は、直ちに使用を中止し、この文書を持って医師、歯科医師または薬剤師に相談すること ①本品の使用中または使用後に発疹・発赤、かゆみ、腫れ等のアレルギー症状が現れた場合 ②歯肉等の痛み、刺激感、しびれ、異常感覚等の口内・口周囲の異常や吐き気等の胃腸症状が現れた場合 ③継続的な下痢や便秘の症状または増強が見られた場合 3. 歯茎がやせる等により不適合になった入れ歯を製品で安定させるのは一時的な場合とし、できるだけ早く歯科医師に入れ歯の調整を相談すること
使用方法に関する注意
1. 製品をつけ替えなしに1日以上は使用しないこと 2. 使用中または使用後に注意すること ①製品をつけた入れ歯は必ず就寝時に外すこと ②製品をつけたまま入れ歯を乾燥させないこと。入れ歯を外したら、必ず水またはぬるま湯に浸しておくこと（固まってはがれにくくなったり、はがれなくなることがある）

▶ 入れ歯洗浄剤

　入れ歯を長く安全に快適に使い続けるためには、かかりつけの歯科医院での定期健診も大事ですが、使用者本人によるセルフケアも重要です。入れ歯は人工の歯ですから虫歯にはなりませんが、きれいに見えても細菌などが付着しています。また、汚れたままにしておくと、口臭の原因となったり、色も黒ずんでくることがあります。

　通常の歯みがきのように、1日3～4回毎食後や就寝前に洗うことが理想的ですが、せめて1日1回、就寝前には、入れ歯洗浄剤を用いて丁寧に洗っていただくのがよいでしょう。寝ている時には入れ歯を外していますから、就寝中につけ置き洗浄するといいですね。

またその際は、**誤飲を防ぐために入れ歯洗浄保管容器を使用**していただきます。**マグカップや湯飲みなどを使うと、洗浄液を間違って飲んでしまうことがあり危険**です。

▶ 入れ歯の洗浄は 「歯ブラシによる清掃」 ＋ 「入れ歯洗浄剤」

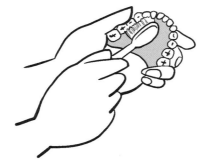

外した入れ歯は歯ブラシで磨いて汚れを落とす

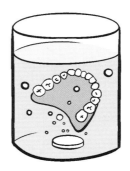

その後、洗浄剤を使って洗う

　洗浄剤で汚れを浮かし、その後、ブラシでこすって、流水で洗浄剤と汚れを洗い流します。ちなみに、歯ブラシや歯みがき剤も入れ歯専用のものが販売されています。一般的な歯みがき剤には研磨剤が含まれているため、それらで磨くと入れ歯に傷がついて菌がつきやすくなります。菌の温床となった入れ歯は、口臭や誤嚥性肺炎などの要因になることもありますから、傷をつけないことが重要です。

　また、乾燥は変形のもとになります。入れ歯はそのまま放置せずに、必ず水の中に入れて保管していただきましょう。

急いで汚れを落としたい時には、超音波振動で5分間で汚れを洗浄してくれるデンチャーケア製品などもおすすめです（「デントヘルス デンチャーケア超音波入れ歯クリーンキット」など）。

● 総入れ歯用（発泡剤）

代表的な製品
【グラクソ・スミスクライン】 ・酵素入りポリデント ・新ダブル洗浄ポリデント ・シャインホワイトポリデント（入れ歯着色除去成分配合） ・ニオイ（原因菌）を除くポリデント（臭いの原因となる入れ歯の歯垢を取り除く） ・爽快実感ポリデント（入れ歯のネバつき、臭いを除去） 【小林製薬】 ・小林製薬のタフデント ・小林製薬のタフデント 強力ミントタイプ

● 部分入れ歯用（発泡剤）

代表的な製品
【グラクソ・スミスクライン】 ・部分入れ歯用ポリデント ・ポリデントNEO 部分入れ歯用洗浄剤 【小林製薬】 ・香り実感パーシャルデント（グリーンアップルの香り） ・小林製薬のパーシャルデント ・小林製薬のパーシャルデント 強力ミントタイプ

● 部分入れ歯用（洗浄フォーム）

代表的な製品
【花王】 ・ディープクリーン シュッシュデント 部分入れ歯用洗浄剤 【小林製薬】 ・パーシャルデント洗浄フォーム

● 総入れ歯でも部分入れ歯でも使用可（超音波洗浄）

代表的な製品
【小林製薬】 ・小林製薬の超音波タフデント 【ライオン】 ・デントヘルス デンチャーケア超音波入れ歯クリーンキット、超音波入れ歯クリーン除菌液

● 総入れ歯でも部分入れ歯でも使用可（シートタイプ）

代表的な製品
【ライオン】 ・デントヘルス デンチャーケア どこでも入れ歯洗浄シート 【グラクソ・スミスクライン】 ・ポリデント入れ歯ウェットシート ・ポリデント入れ歯安定剤ふきとりドライシート

とろみ調整食品・栄養食品

　高齢になると、噛む力や飲み込む力、消化する能力などが落ちてくるため、うまく栄養が摂れず偏った食生活になりがちです。高齢者にとって「口から食べる」ことは、栄養を補給するだけでなく、噛むことで全身の健康に大きく関与しています。

▶ 口から食べることの大切さ
　食べたものは、胃や腸などの消化管を通じて吸収された後、尿や便として排泄されます。「口から食べて排泄する」という一連の体の活動を維持することは、健康寿命と直結しているような気がします。

　また、食事によって家族と楽しくコミュニケーションが取れたり、お箸やスプーンなどを使って食事を口に運ぶ動作、咀嚼して飲み込む動作などは、脳や筋肉などへの刺激にもなりますから、体力や認知機能の低下の防止にもつながります。

　入れ歯の不具合などによって噛む力が低下したり、喉や顎、舌の筋力の低下などにより咀嚼や嚥下などの「食べる機能」が低下すると、必要な栄養が摂れずに**低栄養**になったり、誤嚥性肺炎などの病気を起こすリスクが高まります。

▶ こんな症状が出てきたら要注意

○食べる量が減った	○口からよく食べ物をこぼす
○やわらかいものしか食べなくなった	○口が閉じにくい
○口の中に食べ物を長くため込んでいる	○ろれつが回りにくい
○ヨダレがよく出る（食事中以外でも）	○やせてきた

食事中によくむせて咳き込むようになったり、痰がからむ咳が続いたり、声がかすれるなどの症状がある場合は特に注意が必要です。早めに医療機関などで相談していただきましょう。

▶ 低栄養とは

「低栄養」とは、体に必要なタンパク質やエネルギーが不足して、健康維持が難しい状態を指します。体を動かすために必要なエネルギーの量は、年齢や性別、その人の活動量、体の状態（体格や基礎疾患の有無など）によっても異なります。

　低栄養の状態が長く続くと、体を動かすためのエネルギーが不足する状態も続きます。また、タンパク質の摂取不足によって、筋肉や内臓、骨、皮膚などのもとになる材料も不足します。「毎食、お腹いっぱい食べているから栄養は摂れている」と考える人もいますが、食事の量や中身によっては低栄養になっていることもあります。

　必要なタンパク質やエネルギーが不足している状態が続き、低栄養に陥ってしまうと、体が虚弱になったり、風邪や感染症にかかりやすい、傷が治りにくいなど、外部の刺激から体を守る力も衰えていきます。

　それよりも深刻なのは、筋肉量の減少や筋力の低下です。筋力が低下することで、運動機能や活動量が低下し、それによって食欲も低下するといった悪循環に陥ることもあります。

▶ 低栄養による悪循環

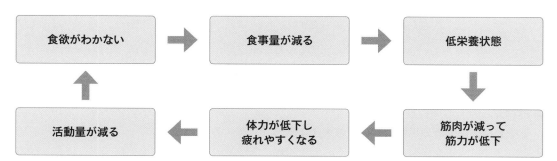

▶ フレイル、サルコペニア、ロコモティブシンドローム

　近年、高齢者の健康寿命を考える上で、「**フレイル（虚弱）**」という概念が注目されています。フレイルとは、体重の減少や筋力の低下などが見られ、1人で身の回りのことをするのが難しく

なっている状態で、要介護になる可能性が高い状態を指します。さらに、筋肉量が低下していくと「**サルコペニア**」という状態になります。

　そして、骨や関節、筋肉の障害が生じて歩行や日常生活に支障をきたす状態を「**ロコモティブシンドローム**」といい、転倒や骨折のリスクが高まります。骨折は寝たきりの要因にもなりますから、このような**負の連鎖を起こさないためにも、まずは低栄養に陥らないことが重要**です。

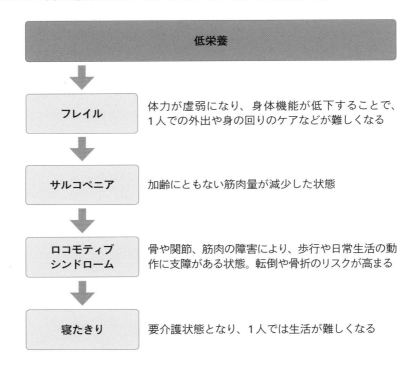

低栄養

→

フレイル — 体力が虚弱になり、身体機能が低下することで、1人での外出や身の回りのケアなどが難しくなる

サルコペニア — 加齢にともない筋肉量が減少した状態

ロコモティブシンドローム — 骨や関節、筋肉の障害により、歩行や日常生活の動作に支障がある状態。転倒や骨折のリスクが高まる

寝たきり — 要介護状態となり、1人では生活が難しくなる

▶ 低栄養と嚥下機能の低下

　低栄養は、高齢者の嚥下機能低下の大きな原因でもあります。低栄養を予防するには、肉や魚などのタンパク質を充分に摂ることが大切ですが、高齢者の中には「自分の歯（特に奥歯）があまり残っていない」「入れ歯が合わない」などの理由でしっかり噛めないケースもあり、その場合には食品を刻んだり、すりつぶすなど、調理を工夫する必要があります。

　また、高齢者では唾液量も低下し、嚥下反射も遅れるようになります。それによって、水や食物を飲み込む時に、誤って気管から肺へ入る「誤嚥」を起こしやすくなり、**誤嚥性肺炎**を発症す

る危険性が高まります。中でも、**喉を通過するスピードが速い水分はもっとも誤嚥しやすいので注意が必要**です。

咀嚼しやすく、飲み込みやすい食事を作るのは手間がかかりますから、調理の負担を減らしたい場合には、市販の嚥下調整食品の利用もおすすめです。お水を飲んでむせるようであれば、市販のとろみ調整剤やゼリータイプの飲料などを使用してみるといいですね。

ただし、とろみが強すぎると、喉や口の中で貼り付いたりして、逆に飲み込みにくくなることがあります。嚥下機能は個人差が大きいですから、まずは、その人にはどんな固さの食事が合っているのかなど、かかりつけの医師や管理栄養士等の専門家に相談していただくと安心です。

とろみを調整する食品

とろみ調整食品とは、食べ物や水分などが喉へゆっくり送り込まれるように、とろみをつけるためのものです。市販のとろみ調整食品を利用するメリットとしては、加熱しなくてもとろみをつけられたり、使う量によって粘度を調整できるといった点です。

▶ 特別用途食品（嚥下困難者用食品）

特別用途食品は、病気の人や、乳幼児、**高齢者**など、**通常の食事を食べることができない人のための特別な用途**を目的とした食品です。下記の通り、病者用食品、妊産婦・授乳婦用粉乳、乳児用調製乳、嚥下困難者用食品および、特定保健用食品があります。

○乳児の発育や、妊産婦、授乳婦、嚥下困難者、病者などの健康の保持・回復などに適するという特別の用途について表示を行うもの（特別用途表示）
○特別用途食品として食品を販売するには、その表示について消費者庁長官の許可を受けなければならない（健康増進法第43条第1項）
○表示の許可にあたっては、規格または要件への適合性について、国の審査を受ける必要がある

▶ とろみ調整用食品：基本的許可基準

①液体に添加することでその物性を調整し、医学的、栄養学的見地からみて特別の配慮を必要とする嚥下困難者に適当な食品であること
②嚥下困難者に対する使用実績があること
③特別の用途を示す表示が、嚥下困難者用の食品としてふさわしいものであること
④使用方法が簡明であること
⑤適正な試験方法によって特性が確認されるものであること

基準を満たして、許可が得られると、特別用途食品であることを表示でき、製品にそのことを示すマークをつけられます。嚥下困難者用食品の主要なものは、嚥下困難者の水分補給用のゼリーですが、嚥下困難者用食品として、2018年4月から**とろみ調整用食品**が追加されています。高齢化にともない、咀嚼や嚥下機能が低下した高齢者も増加していくことが予想されており、今後はさらに特別用途食品の数も増加していくのかもしれません。

▶とろみ調整用食品

とろみ調整用食品は、嚥下しやすくして誤嚥を防ぐ目的で、液体にとろみをつける食品です。食事中にむせてしまうのが気になる人などが使用しますが、誤嚥を確実に防ぐわけではありません。飲み込みづらさが強い場合には、かかりつけ医などに相談していただきましょう。

特徴	・飲み物などの液体に「とろみ調整用食品」を混ぜることで、とろみをつけられる ・加熱をしなくても、混ぜることで簡単にとろみをつけられる ・時間がたってもとろみが保たれるように、成分が調整されている
注意点	・使用する人によって、適切なとろみの強さは異なる。使用前に、医師、管理栄養士等に相談して、適切なとろみの強さを確認する ・同じ量を混ぜても、とろみの強さは食品の種類や温度の変化によって変わる。食べる前に必ずとろみの強さを確認する ・とろみが弱い時は、強くとろみをつけたものを混ぜて、粘度を調整する ・とろみ調整用食品を一度に大量に加えると、塊（ダマ）が生じることがあるので、少しずつ加えて調整する ・塊が生じた場合は、必ず取り除く

▶とろみ調整用食品に必ず表示されている事項

○「とろみ調整用食品」の文字
○1回の使用量
○喫食の目安となる温度および喫食温度による粘度の違いに関する注意事項
○1包装あたりの重量
○1回の使用量または1包装あたりの熱量、タンパク質、脂質、炭水化物およびナトリウム（食塩相当量に換算したもの）の量
○医師、歯科医師、管理栄養士、薬剤師、言語聴覚士等の相談指導を得て使用することが適当である旨
○とろみをつける食品に関する注意事項
○とろみ調整用食品を加える際の手順
○摂取する際の注意事項
○その他必要な特記事項

◗ **ドラッグストア等で購入できる代表的な製品**

製品名	特徴
つるりんこ Quickly （クリニコ）	【形状：粉末】 ・無味無臭で、飲み物や料理本来の味を損なわない ・温かいものにも冷たいものにも、とろみをつけられる ・均一でなめらかな仕上がりになる ・果汁飲料・牛乳・みそ汁などにも安定したとろみがつく ・付着性が低く、べたつくような粘性がない ・凝集性があり、咀嚼してもばらけにくい食塊となる ・唾液に含まれる分解酵素（アミラーゼ）の影響を受けず、時間がたってもとろみの状態が変わらない

◗ **ユニバーサルデザインフードのとろみ調整食品**

　ユニバーサルデザインフードのとろみ調整食品も、飲食時の水分の誤嚥を防ぐために、とろみをつける食品です。食べ物や飲み物に加えて混ぜるだけで、適度なとろみを簡単につけることができます。また、ゼリー状に固めることができるタイプの商品もあります。

　ユニバーサルデザインフードとは、日常の食事から介護食まで幅広く使える、食べやすさに配慮した食品。レトルト食品や冷凍食品などの調理加工食品をはじめ、飲み物や食事にとろみをつける「とろみ調整食品」などがあります。

　日本介護食品協議会が制定した規格に適合する商品のパッケージには、ユニバーサルデザインフードのマークを記載することができます。

◗ **ドラッグストア等で購入できる代表的な製品**

製品名	特徴
つるりんこ 牛乳・流動食用 （クリニコ）	【形状：粉末】 ・無味無臭で、牛乳や流動食の味を損なわない ・牛乳・流動食にすみやかにとろみをつけることができる ・付着性が低く、糸を引くような粘性ではないため、口あたりがなめらかでべたつかない ・均一でなめらかな仕上がりになる ・良好な分散性、ダマになりにくくサッと溶ける ・半固形状流動食を簡単に調整することができる ・唾液に含まれる分解酵素（アミラーゼ）の影響を受けない ・「牛乳・流動食用」のため、水やお茶などのとろみづけには適さない

明治かんたん トロメイク （明治）	【形状：粉末】 ・溶けやすくダマになりにくい ・食品本来の「味・色・香り」を損なわないクリアなとろみ ・風味を損なわないので料理のソースなどにも ・加熱不要で手軽にとろみがつけられる ・お茶・牛乳・栄養食・オレンジジュースなど、いろいろな食品になめらかなとろみがつけられる
トロミアップ パーフェクト （日清オイリオ）	【形状：粉末】 ・特許製法でダマになりにくい ・30秒で簡単にとろみがつき、透明で無味無臭 ・牛乳や濃厚流動食にも ・加熱不要 ・時間がたってもとろみが安定している
トロミアップ やさしいとろみ （日清オイリオ）	【形状：粉末】 ・クリアタイプで味がしないので、美味しさそのままでとろみをつけられる ・水、お茶はもちろん、みそ汁や牛乳にも使用可能 ・あんかけやソースなど通常の料理にも ・加熱不要 ・サッと溶けやすく、ゆっくり混ぜてもダマになりにくい
トロミアップ エース （日清オイリオ）	【形状：粉末】 ・食べ物におすすめ ・まとまりのあるしっかりとしたとろみがつく ・食べ物の美味しさを変えない
やさしい献立 とろみファイン （キユーピー）	【形状：粉末】 ・食事の美味しさはそのまま ・すばやく溶けてダマにならない ・牛乳・みそ汁にも ・少量でとろみがつく
とろみエール （アサヒ）	【形状：粉末】 ・食品に加えるだけで、適度なとろみがつけられる ・溶解性にすぐれ、食品本来の風味を損なわない ・加熱不要 ・飲み物、汁物、あんかけなどに
液体とろみ かけるだけ （ピジョン）	【形状：液体】 ・液体タイプなのですぐにとろみがつき、追加してもダマにならない ・お茶、オレンジジュースや牛乳などに ・料理にも簡単にとろみをつけられる

▶とろみ調整食品全般の注意点

　とろみ調整食品を使用しても、確実に誤嚥が防げるわけではありません。食べる人（の嚥下機能）によって、適切なとろみの強さが異なるので、医師・歯科医師・管理栄養士・薬剤師・言語聴覚士等の指導に従って使用することが重要です。

　食品の種類や温度によって、使用量が同じでもとろみの強さや安定するまでの時間が異なります。食べる前に、必ずとろみの状態を確認していただきましょう。また、ダマになったところや、とろみを強くつけすぎたもの、または粉末をそのまま食べたりすると、喉につまるおそれがあるので注意が必要です。

　摂りすぎると、体調や体質によりお腹が張る場合や緩くなる場合があります。医師の治療を受けている人が使用する場合は、あらかじめ医師・薬剤師等に相談していただきましょう。

栄養補助食品

　食欲がない時、入れ歯の不具合などで食事が摂りにくい時、調理を工夫しても食べられるものや食事量が少ない時は、医師や管理栄養士に相談して、「栄養補助食品」を活用するのも1つの手です。食欲がなくても口にしやすく、活動に必要なエネルギー、タンパク質、糖質のほか、微量ミネラルなどもまとめて摂ることができます。

　介護する人にとっても、安心で心強い食品といえます。ドラッグストア、薬局などで購入できるほか、通信販売などで入手することもできますが、一部の食品は医療機関や介護施設などでしか入手できません。ここでは、ドラッグストア等で購入できる代表的な商品を簡単に紹介します。

製品名	特徴
明治メイバランス Miniカップ （明治）	・少量高エネルギー（1本125mlで、200kcal） ・タンパク質、糖質、脂質、ビタミン、ミネラル、食物繊維が1本で摂れる ・バラエティ豊かな11種類の味 ・乳幼児・小児は摂取を避ける
明治メイバランス ArgMiniカップ （明治）	・少量高エネルギー（1本125mlで、200kcal） ・タンパク質、糖質、脂質、ビタミン、ミネラル、食物繊維が1本で摂れる ・遊離アルギニン2500mg配合 ・ミルク味とミックスベリー味の2種類 ・乳幼児・小児は摂取を避ける

明治メイバランス ソフトJelly （明治）	・少量高エネルギー（1個125mlで、200kcal） ・1個に6大栄養素を配合 ・まとまりやすく食べやすい栄養食 ・デザートで栄養補給したい人に ・8種類の味
明治メイバランス アイス （明治）	・少量高エネルギー（1個80mlで、100kcal） ・食欲がない時でも食べやすい ・栄養が偏った時に、デザートで美味しく手軽に大事な栄養素が一度に摂れる ・栄養機能食品（亜鉛）で、乳幼児、小児が摂取すると亜鉛の過剰摂取になるおそれがある
バランス献立PLUS 栄養プラス （アサヒ）	・1本125mlで、125kcal ・タンパク質、11種のビタミン・カルシウム・食物繊維を配合 ・ヨーグルト、ブルーベリーなど4種類の味
プロキュアZ （日清オイリオ）	・1本125mlで、200kcal ・タンパク質10g、MCT（中鎖脂肪酸油）2gが補給できる ・アミノ酸BCAA2000mg、鉄7mg、亜鉛7mg、ビタミンC300mgも含有 ・バナナ味、いちご味、あずき味など7種類の味

　栄養補助食品は健康食品の1つで、アミノ酸、ビタミンやミネラルなど、毎日の食事だけでは必要量を摂るのが難しい栄養素を補助することを目的としています。

　やわらかく食べやすいものばかりを摂っていると、特にタンパク質が不足しがちで、カルシウムや鉄などのミネラル類、ビタミン類、食物繊維なども不足する傾向にあります。そんな栄養の偏りを防ぐために、カロリーや栄養素を補う栄養補助食品を、通常の食事の捕食や、間食として活用していただくといいでしょう。

　1日に必要な栄養をきちんと食事から摂れている人にとっては、栄養補助食品は必要ありませんが、高齢者は噛む力や消化の能力が衰えたり、食が細くなるなど、さまざまな理由で栄養が不足することがあり、必要に応じて高齢者向けの栄養補助食品を取り入れることもおすすめです。

　ただし、通常の食事を代用するものではありませんので、噛む力や消化する能力を低下させないためにも、バランスのよい食事を摂ることを心がけていただきましょう。

第2部

市販薬の販売時に注意したいこと

サプリメントや食品と市販薬との飲み合わせ、基礎疾患（持病）のある方や授乳中の方への対応など、多くの新人資格者が苦手とする分野のポイントをまとめます。

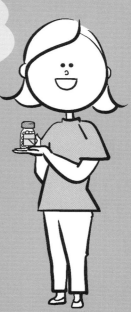

薬と食品・サプリ・飲料などとの飲み合わせ

薬の効き目に影響するもの

「医薬品と医薬品」「医薬品と食品」には食べ合わせ・飲み合わせが悪いとされているものがあります。飲食物が、摂取した医薬品の作用に影響を及ぼして効き目が弱くなってしまうこともありますし、逆に、医薬品の効き目が強まって副作用が増強されたり、健康を害することもあります。

▶ 薬と食品の境界線は?

食品には医薬品のような明確な薬効はありませんが、たとえばコーヒーを夜寝る前に飲むと寝つきが悪くなったり、カフェインによる利尿作用で排尿の回数が増えたりすることがあります。こうした食品に含まれる成分や栄養素が体調に影響することは、よく知られています。

柳の樹皮からアスピリンが生まれたように、薬はそもそも自然界に存在する植物や動物、鉱物から、人の体調不良を改善する有効成分を抽出して作られたものです（現代では、化学的に変化を加えたり、化学合成して創られるようになっていますが）。

そのため、食品にある種の薬効のようなものがあっても、不思議ではありません。「薬膳」「食養生」「医食同源」といった言葉もあるように、人体の中では薬と食品の間に明確な境界線はなく、両者は健康と切っても切れない存在といえます。

医療用医薬品	OTC医薬品（市販薬）	サプリメント（健康食品）
製品としての質が一定		同じ製品でも品質が一定とは限らない
病気の人が対象	日常生活で生じる不調が対象	健康な人が対象
医師・薬剤師の管理下で使用	薬剤師・登録販売者が対応	選択・利用は消費者の自由

▶ 薬とサプリメント（健康食品）の違い

　サプリメントは「食品」ですが、栄養補給や健康の維持・増進を目的として、特定の成分を一定量含むように作られています。中には、**日頃の食事量では摂れない量を多量に含んでいる製品**もありますから、好ましい作用だけでなく、場合によっては副作用を生じることもあります。特に、病気の治療のために薬を飲んでいる間は、サプリメントとの飲み合わせに注意が必要です。

▶ 特定保健用食品（トクホ）

　特定保健用食品は、生理学的機能などに影響を与える保健機能成分を含む食品で、消費者庁長官の許可を得て特定の保健の用途に適する旨を表示できる**食品**で、「お腹の調子を整える」「便通を改善する」「血圧が高めの方に」「コレステロールが高めの方に」などと表示されることがあります。高血圧症や糖尿病などの生活習慣病にかかる前の健康の維持・増進や、生活習慣病の予備軍とされる人々の食生活を改善するための食品であり、病気の人を対象とするものではありません。

▶ 相互作用とは？

　相互作用とは、複数の薬の飲み合わせによって効果が増強したり、薬の本来の効果が打ち消されてしまうことを指します。相互作用は、使用者が薬を内服してから排泄するまでの吸収・分布・代謝などの過程で起こり、薬と薬だけでなく、薬と食品の食べ合わせによっても生じることがあります。それにより、副作用が出やすくなったり、薬の効果が弱まり、病気が治りにくくなることもあります。

○薬の効き目が強くなりすぎる…副作用が出やすくなったり、胃腸や肝臓の障害を起こす場合がある
○薬の効き目が弱くなる…………薬の効果が抑えられ、病気が治りにくくなってしまう

　食物と医薬品の相互作用については、その作用機序の違いから、以下の2つに分けられます。

薬物動態学的相互作用	・食事の有無や、特定の食品によって薬の吸収量などが変化する（例：脂分の多い食事、牛乳など） ・食品に含まれる特定成分が薬の代謝に影響を及ぼす（例：グレープフルーツジュースなど） ・栄養状態の変化によって薬の体内分布が変化する
薬理学的相互作用	・薬物と食品成分の拮抗作用によって、薬の効き目が低下する（例：ビタミンKと抗血栓薬など）

 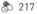

便秘薬や胃腸薬などで「空腹時に服用するように」とされている薬があるように、食事の有無が薬の吸収に影響することがあるため、服用のタイミングをきちんと守っていただくことが大事です。また、無理な食事制限などの極端なダイエットをしている人や、低栄養状態にある高齢者などでは、血中タンパク質の濃度が低下することによって、薬が効きすぎてしまう傾向があります。

▶ 薬と食品の飲み合わせ

　内服薬も食品も、口から入って胃腸を通り、肝臓で代謝され全身へ……と、体内で同じ経路をたどるため、お互いの吸収や作用に影響を及ぼす場合があります。たとえば、食品の中に含まれる栄養素が薬の吸収を邪魔したり、逆に、吸収がよくなりすぎることもあるわけです。

「腸溶錠」タイプの便秘薬を牛乳で飲んではいけないことは、登録販売者試験でも学んだと思いますが、このように、食品によって薬の設計が台無しになってしまうこともあります。腸溶錠は、酸性の胃では溶けず、中性の腸で溶けるように設計されていますが、牛乳を飲むと胃が中性に傾いてしまいます。薬も胃で溶けてしまうため、効果が弱まります。さらには、薬に含まれる成分のビサコジルが胃を荒らす原因になることもあります。

▶ 薬の吸収を邪魔する飲み合わせ

食品	薬の種類
牛乳、ミネラルウォーター	・抗菌薬（テトラサイクリン系、ニューキノロン系） ・骨粗鬆症薬（ビスホスホネート系）
タンニンやカフェインを含む飲料（コーヒーなど）	・鉄剤
フルーツジュース	・抗アレルギー薬（フェキソフェナジン塩酸塩） ・高血圧症、心臓病治療薬（セリプロロール）
食物繊維	・心臓病薬（ジゴキシン） ・抗菌薬（アモキシシリン）

▶ 薬の吸収がよくなりすぎる飲み合わせ

　脂に溶けやすい薬（脂溶性薬物）は、食品に含まれる脂質と反応して、効き目が強まることがあります。

食品	薬の種類
脂肪分の多い肉や魚	・脂質異常症薬（プロブコール、EPA） ・睡眠薬（クアゼパム） ・骨粗鬆症薬（ビタミンK） ・水虫治療薬、リウマチや関節痛の治療薬など

薬の吸収に影響してしまう食品については、2時間以上の間隔をあけることで、胃腸での相互作用をある程度回避できます。

▶薬の効果が弱まる飲み合わせ

　青汁は、野菜不足を手軽に補える便利な食品でもありますが、血液凝固に関与するビタミンKを豊富に含むため抗血栓薬（ワーファリン）と相性が悪く、一緒に飲むと薬の効き目を低下させてしまいます。その結果、血栓ができるリスクが高まる可能性があります。

　また、青汁にはミネラル分を豊富に含んだ製品も多く、それが抗菌薬の吸収を邪魔してしまうこともあるため、服用中は摂らないほうがいいとされています。

ビタミンKを 豊富に含む食品	ブロッコリー・ほうれん草・小松菜・ケール・大麦若葉・明日葉など緑色の野菜、抹茶、クロレラ、スピルリナなど

　納豆のネバネバに含まれるナットウキナーゼは、血液をサラサラにする成分ともいわれ、意識的に食べるようにしている人も多いかと思います。しかし、納豆にはビタミンKが豊富に含まれているため、すでに抗血栓薬（ワーファリン）を服用している人は避ける必要があります。また、納豆菌は腸内でビタミンKを産生するため、たとえ少量でも避けていただきましょう。

食品	薬の種類
青汁	・抗血栓薬（ワーファリン） ・抗菌薬
抹茶、納豆	・抗血栓薬（ワーファリン）
ステーキなどの肉類、炭酸飲料	・胃腸薬（制酸成分）

ステーキなどの肉類に含まれるリン酸は、胃腸薬に含まれる制酸成分と相性が悪く、薬の効果を弱めてしまうことがあります。肉類の食べすぎによって胃もたれや胸やけの症状が生じている場合には、消化酵素や胆汁成分などの消化を助ける成分を含む胃腸薬が適しています。また、胃腸薬に含まれる制酸成分は、炭酸飲料の酸を中和してしまい、本来の働きが弱くなってしまいますから、炭酸水等で服用しないようにお伝えしましょう。

▶ 薬の効果が強まる／副作用が増強するリスクが高い飲み合わせ

　同じ作用の成分で効果が強まったり、副作用が増強することもあります。市販のかぜ薬や鎮痛薬にはカフェイン類を含むものが多いため、コーヒーを同時に飲んでしまうとカフェインの過剰摂取になることがあります。

　また、にんにくやイチョウ葉エキス、ノコギリヤシ、朝鮮人参などにも血液をサラサラにする働きがあるため、抗血栓薬と併用すると血が止まりにくくなることがあります。

食品	薬の種類
カフェイン （コーヒー、紅茶、緑茶など）	・総合感冒薬、解熱鎮痛薬などカフェイン類を含む市販薬 ・キサンチン系成分を含む鎮咳去痰薬、鎮うん薬など ・カフェイン類を含む栄養ドリンク剤など
にんにく、イチョウ葉エキス、 ノコギリヤシ、朝鮮人参	・抗血栓薬（ワーファリン） ・解熱鎮痛薬（NSAIDs）
アルコール	・解熱鎮痛薬、総合感冒薬、止瀉薬（ビスマス製剤）、抗ヒスタミン成分を含む市販薬 ・抗不安薬、睡眠薬、抗アレルギー薬など

　アルコールは大半の医薬品の吸収・代謝に影響します。アルコールによって薬の効き目が強く出すぎたり、副作用が現れやすくなることもあるため、市販薬では、解熱鎮痛薬や総合感冒薬などの「使用上の注意」の「してはいけないこと」に、**「服用前後の飲酒を避けること」**と記載されています。アルコールは血中濃度を大きく変動させるため、記載されていない場合であっても、医薬品との併用は原則避けていただくのが望ましいでしょう。

▶ 代謝酵素の働きを弱める／薬の効き目を強める飲み合わせ

　グレープフルーツの果肉や皮に含まれるフラノクマリンという成分は、降圧薬や心臓病の治療薬、脂質異常症治療薬など、さまざまな薬の作用を強めるため、効きすぎて危険な状態になるこ

とがあります。

食品	薬の種類
グレープフルーツジュース	・降圧薬（カルシウム拮抗薬） ・不整脈や狭心症などの心臓病の治療薬 ・脂質異常症治療薬、片頭痛の治療薬など

　グレープフルーツではなくグレープフルーツ・ジュースが指摘されているのは、その多くが濃縮還元されているからです。濃縮還元だと、生の果肉を食べるのと違って、フラノクマリン類量がどうしても多くなります。

　また、グレープフルーツジュースでは、その影響が数日にわたって続くこともあるため、「時間をあければよい」というわけでもありません。特に、1日1回服用するような持続性の高い医薬品を毎日服用している人は、グレープフルーツジュースの飲用を避けていただきましょう。

相互作用に注意する必要がある柑橘類	グレープフルーツ、ハッサク、ブンタン、ダイダイ、夏みかん、いよかん、スウィーティー、サワーオレンジなど
相互作用の心配がない柑橘類	温州みかん、レモン、カボス、ゆず、バレンシアオレンジ、マンダリンオレンジ、ネーブル、日向夏など

▶ 代謝酵素の働きを促進して、薬の効き目を弱めてしまう飲み合わせ

　セントジョーンズワートは、うつ症状や不眠、更年期症状などを改善する働きがあるとして、日本では健康食品やハーブティーなどで販売されています。セントジョーンズワートに含まれる成分も、薬と併用すると、その代謝や分解を促進して効果を弱めてしまうことがあります。

食品	薬の種類
セントジョーンズワート （セイヨウオトギリソウ）	・抗血栓薬（ワーファリン） ・気管支拡張剤（テオフィリン、アミノフィリン） ・強心薬、不整脈などの心臓病の治療薬 ・抗てんかん薬など

一部の抗うつ薬では、セントジョーンズワートと一緒に飲むことで、効果が強く現れることも。それにより副作用が増強されることもあります。

薬と薬の飲み合わせ

▶OTC医薬品＋OTC医薬品

　OTC医薬品同士の飲み合わせについては、それぞれの商品の添付文書の「してはいけないこと」に記載されているので、それに従って対応します。注意が必要なのは、**成分や作用の重複**です。同じ目的や作用を持つ成分を配合した商品を併用することで、作用が強く出すぎたり、副作用が増強されるおそれがあるためです。

　特に、総合感冒薬には風邪の諸症状に対応するために、多くの成分を配合しています。鎮咳去痰薬や鼻炎薬などとの併用は避けましょう。また、抗ヒスタミン成分は、鎮うん薬や睡眠改善薬、胃腸薬など、幅広いカテゴリで用いられているので注意が必要です。

　ビサコジルを含む便秘薬は、制酸成分を含む胃腸薬や牛乳と一緒に摂ると薬の効果が出ないばかりか、吐き気や胃痛などの副作用を生じることもあります。胃腸薬と便秘薬は併用しないか、もしくは胃腸薬を飲んだら1時間以上の間隔をあけて便秘薬を飲むようお伝えします。

総合感冒薬 ＋	解熱鎮痛薬	解熱鎮痛成分が重複することで、薬の効き目や副作用が強まる可能性がある
	鎮咳去痰薬	鎮咳成分やアドレナリン作動成分、抗ヒスタミン成分などが重複する。眠気や口渇、便秘などの副作用が強まる可能性がある
	鼻炎薬	抗ヒスタミン成分の重複により、眠気等が強まる可能性がある
	睡眠改善薬	
	鎮うん薬	
	胃腸薬（鎮痛鎮痙薬）	

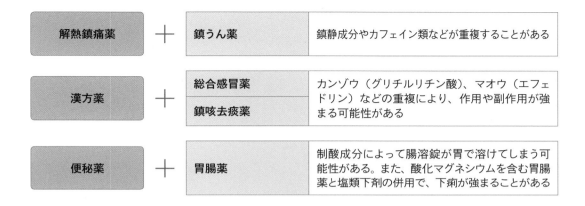

解熱鎮痛薬 ＋	鎮うん薬	鎮静成分やカフェイン類などが重複することがある
漢方薬 ＋	総合感冒薬	カンゾウ（グリチルリチン酸）、マオウ（エフェドリン）などの重複により、作用や副作用が強まる可能性がある
	鎮咳去痰薬	
便秘薬 ＋	胃腸薬	制酸成分によって腸溶錠が胃で溶けてしまう可能性がある。また、酸化マグネシウムを含む胃腸薬と塩類下剤の併用で、下痢が強まることがある

▶ **薬を変更する時の服用の間隔**

　風邪は時間の経過によって症状が変化することがありますが、総合感冒薬から咳止め薬に変更する時などは、飲んでいた薬の用法・用量に従って間隔をあけるようにします。1日3回服用の総合感冒薬の場合は4時間以上、1日2回服用の場合は6〜8時間あけると、咳止め薬を服用できます。

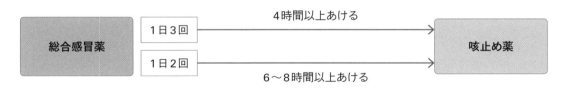

▶ **医療用医薬品＋OTC医薬品**

　医師から処方される医療用医薬品と市販薬との飲み合わせに関して、市販薬の添付文書では触れていません。また、登録販売者は、基本的に**医療用医薬品と市販薬の飲み合わせについて情報提供できる立場ではない**ため、対応を薬剤師に代わるか、かかりつけ医に相談していただくようお伝えしましょう。

　中高年層のお客様の中には、血栓予防のためにワーファリンなどの抗血栓薬を服用している人や、降圧薬、糖尿病治療薬を服用している人も多く、店頭で市販薬との併用について質問されることがあります。社会の高齢化にともない、医療用医薬品を服用中のお客様の対応は、今後も増えていくのではないでしょうか。

「市販薬は安全だから併用しても大丈夫」という考えは非常に危険です。服用した市販薬や、普

段飲んでいるサプリメントの情報は、主治医にきちんと伝えていただくと同時に、おくすり手帳にも記載するようお伝えしていきましょう。

▶ 注意が必要な主な飲み合わせ

鎮痛薬（内服薬）	+	総合感冒薬	解熱鎮痛成分が重複するため、効きすぎたり、副作用が出やすくなったりする
		解熱鎮痛薬	

アレルギー用薬（内服薬）	+	総合感冒薬	抗ヒスタミン薬など、眠気をもよおす成分が重複するため、副作用で眠気が強く出やすくなる
		鼻炎薬	
		咳止め薬	
		鎮うん薬	

向精神薬	+	総合感冒薬	抗ヒスタミン薬など、眠気をもよおす成分が重複するため、副作用で眠気が強く出やすくなる
		鼻炎薬	
		鎮うん薬	

抗血栓薬	+	解熱鎮痛薬	解熱鎮痛成分との併用により、出血傾向が高まる可能性がある
		総合感冒薬	
		ビタミンE製剤	出血傾向が強くなる可能性がある

抗菌薬（テトラサイクリン系、ニューキノロン系）	+	胃腸薬	制酸成分（カルシウム・マグネシウム）によって、抗菌薬の効果が弱まる

降圧薬	+	解熱鎮痛薬	NSAIDsは降圧薬の効き目を減弱させることがある

Column　飲み合わせの知識でスキルアップ

　医療用医薬品とOTC医薬品の飲み合わせについてお客様から相談を受けた際、薬剤師が常駐している店舗では、薬剤師に対応を代わってもらうことができますが、登録販売者のみの店舗ではそれができません。そのような場合に、会社によっては登録販売者が電話で社内の薬剤師に相談ができる窓口を設置していたり、マニュアル等で対応方法を示していたりします。とはいえ、現場の登録販売者に一任されているところが多数ではないでしょうか。

　中には、「医療用医薬品を服用しているお客様には市販薬を販売しない」方針の店舗もあります。しかし、中高年層のお客様が多い店舗などでは、医療用医薬品を飲んでいない人のほうが少なかったりしますから、お客様の安心・安全を真剣に考える上でも、何らかの仕組み作りや教育の環境が必要ではないかと感じます。

　登録販売者は、医療用医薬品について情報提供することはできませんが、医療用医薬品と市販薬を併用することで生じる状態やリスクについてはお伝えできます。単に「かかりつけ医に相談してください」では、納得していただけないこともありますので、相互作用に関する基礎知識を学習することも大事ですね。

　また、サプリメントなどの食品と薬の飲み合わせについて、充分な情報提供ができる登録販売者は、会社にとってもお客様にとっても心強い存在だと思います。食品に含まれる栄養素や成分等についても理解を深めておきましょう。こうした積み重ねによって、専門家としてのスキルは確実にアップしていきます。

持病のある人（高齢者）と市販薬

持病のある人への対応

　市販薬には、それぞれの商品に「添付文書」があり、「使用上の注意」には薬を使用する前の注意点、使用した後の注意点、症状の悪化や副作用を防ぐための注意点などが、簡潔に記載されています。特に「してはいけないこと」に記載されている、**この薬を使用してはいけない人**や、**併用してはいけない薬**の種類などは重要事項です。

　市販薬は、基本的に「健康な人」が日常生活の中で生じる不調などを改善するために、主に対症療法として用います。とはいえ、市販薬の使用により悪化してしまう持病（基礎疾患）もいくつかあります。そのため登録販売者は、それらの疾患の病態や、使用する際のリスクなどについて情報提供するための知識を身につけておくことが重要です。

「してはいけないこと」は、必ず守らなくてはならない項目です。そして、「相談すること」には医師や薬剤師、登録販売者に相談が必要な事項が記載されていますが、薬を絶対に使用してはいけないということではありません。症状や状態などによって異なるため、文字通り「相談する」必要があるということです。この点が、特に新人の登録販売者にとってはハードルが高いかもしれません。

◗ 使用上の注意

してはいけないこと
守らないと症状が悪化したり、副作用や事故が起こりやすくなる禁忌事項 （1）してはいけないこと／使用してはいけない部位 （2）併用できない薬 （3）使用に際して、してはいけない事項／長期連用、車や機械の運転・操作、授乳など

> **相談すること**
>
> 使用者の自己判断で使用することが不適当な場合や、使用後に現れるおそれがある副作用といった、医師、薬剤師等の専門家に相談することが記載されている
> (1) 使用前相談事項…医師や歯科医師の治療を受けている人、持病（基礎疾患）その他、特に注意が必要な項目を記載
> (2) 使用後の注意事項…一般的には起こりにくいが、使用者の体質等によって、稀に起こりうる副作用を記載

▶ 医薬品の副作用について

WHO（世界保健機関）の定義によると、医薬品の副作用とは「疾病の予防、診断、治療のため、または身体の機能を正常化するために、人に通常用いられる量で発現する医薬品の有害かつ意図しない反応」とされています。

また、独立行政法人医薬品医療機器総合機構法では、許可医薬品等の副作用を「適正な使用目的に従い適正に使用された場合においてもその許可医薬品又は副作用救済給付に係る許可再生医療等製品により人に発現する有害な反応」（第4条第10項）と定義しています。

副作用は、大きく次の2つに分類できます。

薬理作用による副作用	・薬物が生体の生理機能に影響を与えることを薬理作用といい、通常、医薬品は複数の薬理作用を併せ持つ ・期待される有益な反応である「主作用」も、それ以外の反応が現れることもある ・主作用以外の反応で好ましくないものは「有害事象」として扱われ、これを一般に副作用という（主作用以外の反応でも、体調や生活において特に不都合を生じないものであれば副作用として扱われない） 例：鼻炎薬や鎮咳去痰薬、総合感冒薬によって、風邪の諸症状はある程度緩和するが、その一方で、アドレナリン作動成分や抗コリン成分などの作用によって血圧が上昇するなどの副作用を生じることがある
アレルギー（過敏反応）	・免疫は本来、細菌やウイルスなどが人体に侵入した際に防御するために生じる反応だが、免疫システムが過敏に反応して、好ましくない症状が引き起こされることがある ・通常の免疫反応は、人体にとって有害なものを体内から排除するために必要な反応だが、稀に過敏なアレルギー反応が生じて炎症などが重くなることもある ・一般的に、アレルギーはあらゆる物質によって起こり、使用者の体質などが関係していることがある

主作用や副作用は薬が持つものであるため、薬理作用による副作用は誰にでも起こる可能性があります。また、アレルギーは、医薬品の薬理作用等とは関係なく起こります。

「使用上の注意」を守って正しく服用していても、副作用を生じてしまうことはあります。特に基礎疾患のある人は、病気を治療するために薬を服用していることも多く、薬の相互作用についてより注意が必要です。また、市販薬を服用することで、基礎疾患そのものの悪化につながることもあるため、健康な人よりも丁寧で的確な情報提供が求められます。

▶ OTC医薬品を使用する際の注意点

　OTC医薬品は、日常生活における健康上の問題等を改善するために、一般の消費者が自身の選択によって使用するものです。医薬品の適正な使用のために必要な情報は、基本的に「添付文書」に記載されていますが、それらは一般的な内容であり、個々の使用者の状態に合わせたものではないため、消費者にとっては少々わかりづらい点もあるでしょう。

　また、「相談すること」には、**「高血圧」「糖尿病」「緑内障」「排尿困難」**などの疾患名や症状などが記載されることがありますが、その内容が自分に当てはまっていたとしても、「どれくらい留意すべきなのか？」について消費者自身が適切に理解し、判断することは難しいかもしれません。

　添付文書に充分に目を通さずに医薬品が使用される可能性も少なくないため、販売時に薬剤師や登録販売者が適切に介入し、薬の正しい選択を支援することが重要です。

▶ 現在、医師の治療を受けている人

　購入しようとする医薬品の使用者が医療機関で治療を受けている場合には、病気の度合いや服用中の薬の種類などによっては、市販薬の使用を避けるよう情報提供することがあります。医師に処方された薬を使用中の人に対して、登録販売者が市販薬との併用の可否を判断することは非常に困難です。かかりつけ医や調剤を行った薬剤師に相談していただくようにしましょう。

▶ 過去に治療を受けていた人

「過去に医療機関で治療を受けていたけれど、今は治療を受けていない」という人から、市販薬の使用について質問されるケースもあります。この場合も、登録販売者が使用の可否を判断するというよりは、**お客様自身が適切に判断できるような情報提供を行う**のが重要な役割であるとい

えます。過去の疾患について、下記のような情報を聴き取ってみましょう。

・いつごろ治療していたのか（いつごろ治癒したのか）？
・その後の経過は問題なく、現在の体調は良好なのか？
・通常の生活において、市販薬をたびたび使用しているか？
・市販薬を使用したことで、これまでに体調の不具合などはなかったか？

　その上で、現在は特に治療を必要としていなくても、医薬品の種類や配合成分等によっては、特定の基礎疾患や症状がある人が使用すると、その症状を悪化させるおそれがあるなど、注意が必要な成分や商品について情報提供します。

　お客様に納得していただける説明をするためにも、「使用上の注意」に記載されている疾患や症状については、薬を使用する上での注意点を学習しておきましょう。

持病（基礎疾患）ごとの注意点

▶ 高血圧

してはいけないこと	プソイドエフェドリン塩酸塩
相談すること	アドレナリン作動成分（dl-メチルエフェドリン塩酸塩、トリメトキノール塩酸塩、メトキシフェナミン塩酸塩、マオウを含有する製剤、など）
	グリチルレチン酸などを、1日最大配合量がグリチルリチン酸として40mg以上、またはカンゾウとして1g以上（エキス剤については、原生薬に換算して1g以上）含有する製剤

　交感神経系を優位にするアドレナリン作動成分は、末梢血管を収縮させたり、心拍数を上昇させることがあります。特に、**プソイドエフェドリン塩酸塩**は中枢作用が強く、ほかのアドレナリン作動成分と比べて副作用が起こりやすいとされており、**高血圧の診断を受けた人は使用を避けなければなりません。**

　プソイドエフェドリン塩酸塩以外のアドレナリン作動成分については、「**相談すること**」に記載されます。アドレナリン作動成分は、風邪薬や鎮咳去痰薬など多くの市販薬に配合されていますが、内服薬だけではなく、鼻炎用の点鼻薬や痔疾患用の坐剤・注入軟膏でも同様の記載がされています。

　また、カンゾウ（甘草）にも、血圧を上昇させる作用があります。グリチルリチン酸の作用に

よって、腎臓での水分の再吸収量が増えることで体液量が増加するためですが、カンゾウを含む漢方薬は多く、総合感冒薬や胃腸薬、栄養ドリンク剤などに含まれていることもあります。気づかずに重複して摂取しているケースもあるため、注意が必要です。

▶ 緑内障

相談すること	抗コリン成分（ロートエキス、ベラドンナ総アルカロイド、ヨウ化イソプロパミドなど）、抗ヒスタミン成分（クロルフェニラミンマレイン酸塩、ジフェンヒドラミン塩酸塩、など）を配合した製剤

　緑内障は、視神経に障害が起こって視野が狭くなる、中高年期の代表的な病気の1つです。進行が非常にゆっくりで、病気がかなり進行するまで自覚症状がほとんどないといわれ、治療が遅れると失明に至ることもあります。

　緑内障による視神経の障害は、眼圧の上昇によって引き起こされますが、眼圧が正常であっても緑内障になることはあります。眼圧は、抗コリン成分を配合した内服薬を使用することで上がってしまうため、すでに緑内障と診断された人は、「相談すること」に記載されています。服用に関しては主治医に相談していただきましょう。

　また、抗ヒスタミン成分にも抗コリン作用を併せ持つものが多いため、抗ヒスタミン成分を配合している商品（内服薬、痔疾患用の坐剤・注入軟膏）でも同様の記載がされます。

▶ 心臓病

してはいけないこと	プソイドエフェドリン塩酸塩
相談すること	アドレナリン作動成分（dl-メチルエフェドリン塩酸塩、トリメトキノール塩酸塩、メトキシフェナミン塩酸塩、マオウを含有する製剤、など）
	グリチルレチン酸などを、1日最大配合量がグリチルリチン酸として40mg以上、またはカンゾウとして1g以上（エキス剤については、原生薬に換算して1g以上）含有する製剤
	解熱鎮痛成分（イブプロフェン、アスピリン、アセトアミノフェン、など）
	抗コリン成分、ロートエキス、など
	浣腸薬（グリセリン浣腸、グリセリン坐剤）

　心臓病の診断を受けた人が気をつけたいのは、心拍数や体液量の増加など、心臓の働きを高め

る成分、血圧の変動などで負担をかける成分です。心臓病といっても、不整脈や狭心症、弁膜症など病気の種類が多様ですから、対応が難しいと感じる登録販売者も多いのではないでしょうか。

　また、心臓病の場合、ワーファリンなどの抗血栓薬を使用中の人も多く、薬の相互作用も考慮しなければなりません。通院中の人は特に、主治医に相談していただくようにしましょう。

　高血圧と同様、**プソイドエフェドリン塩酸塩を含む商品の使用は避けます**。その他のアドレナリン作動成分やグリチルレチン酸、抗コリン成分、ロートエキスなどは「相談すること」となっています。解熱鎮痛成分は、腎臓における水分の再吸収を促進し、体液量を増やして心臓に負担をかけることがあります（解熱鎮痛成分は抗血栓薬との相性もよくありません）。

　浣腸薬については、急激に排便することで血圧の急低下が起こり、心臓病を悪化させることがあるため「相談すること」とされています。**ふらついて転倒**することもあるため、特に**高齢者が使用する場合には、排便後に急に立ち上がらないなどの注意が必要**です。本人だけでなく、家族や介護者にも注意喚起していきましょう。

▶ 血液凝固に関連した疾患

相談すること	血栓のある人、血栓症を起こすおそれのある人：トラネキサム酸（抗プラスミン成分）
	出血傾向のある人（血液凝固異常）：ブロメライン

　トラネキサム酸は、炎症に関わる血液中の酵素であるプラスミンの働きを抑える成分として、総合感冒薬や鎮咳去痰薬、鼻炎薬、肝斑治療薬などに配合されることがあります。抗プラスミン成分として、炎症を鎮める効果は高いのですが、プラスミンの作用を抑えると血栓が溶けにくくなってしまうため、血栓のある人、血栓症を起こすおそれのある人は、服用を避けたほうがいいでしょう。

　ブロメラインは、タンパク質分解酵素（体内で産生される炎症物質を分解する酵素）で、かぜ薬などに抗炎症成分として配合されることがあります。血液凝固に関わるフィブリノゲンやフィブリンを分解する作用も持っているため、血液が固まりにくくなり、出血傾向が高まることがあります。

▶ 消化器系の疾患

相談すること	胃潰瘍、十二指腸潰瘍の診断を受けた人：イブプロフェン、アスピリン、イソプロピルアンチピリン、エテンザミド、アセトアミノフェンなど
	潰瘍性大腸炎、クローン病にかかったことがある人：イブプロフェン

　プロスタグランジンは胃粘液の分泌にも関与しているため、解熱鎮痛成分が産生を抑制することで胃粘膜の保護作用を弱めてしまい、胃潰瘍や十二指腸潰瘍を悪化させることがあります。アセトアミノフェンはプロスタグランジンの産生を抑制しないといわれており、空腹時でも服用が可能な解熱鎮痛成分として知られていますが、胃潰瘍や十二指腸潰瘍を悪化させるおそれがあることから記載されています。

　イブプロフェンは、**解熱鎮痛成分の中でもプロスタグランジンの産生抑制作用が強く、抗炎症作用も高いため、腫れをともなうような痛みに対しては効果的**ですが、一方で、消化管の粘膜障害には特に注意が必要です。**潰瘍性大腸炎やクローン病**にかかったことがある人は、イブプロフェンの服用に関しては医師や薬剤師に相談していただくようにします。

▶ 痔出血

相談すること	痔疾患による出血が見られる人：浣腸薬（グリセリン浣腸、グリセリン坐剤）など

　肛門や直腸の粘膜に傷が生じて出血している場合に、グリセリンが配合された浣腸薬を使用すると、グリセリンが粘膜の傷口から血管内に入り、**腎不全**を引き起こすおそれがあります。痔の疾患の人は便秘傾向を併せ持つこともあるため、便秘薬の相談を受けるケースがあります。出血などが見られる場合には、浣腸薬やグリセリン坐剤の提案を避けましょう。

▶ 肝臓病

相談すること	・解熱鎮痛成分（特にアセトアミノフェン） ・駆虫成分（サントニン、ピペラジン） ・L-カルボシステイン ・ブロメライン ・小柴胡湯

　解熱鎮痛成分は肝臓病を悪化させることがありますが、特に**アセトアミノフェンは、長期間に**

わたって服用したり、普段からアルコールを多く飲む人が服用するとリスクが高まり、非常に危険です。

　駆虫成分のサントニンが記載されているのも、アセトアミノフェンと同じ理由です。駆虫成分のピペラジンは、肝臓病の人では成分が体内に滞留してしまい、倦怠感や眠気などの副作用を起こしやすくなるためです。

　L-カルボシステインは、副作用として肝機能障害が生じることがあるために記載。また、ブロメラインは出血傾向を悪化させるおそれがあり、肝機能障害のある人が服用すると代謝や排泄が遅れて、特に副作用を生じやすくなってしまうため記載されています。

　小柴胡湯と肝臓病については、登録販売者試験でも時折出題されます。医療用の小柴胡湯を肝機能障害やC型肝炎の治療に用いたところ、**間質性肺炎**を発症したという報告があったことから、記載されるようになりました。

　また、ウイルス性肝炎などがある人で、インターフェロン製剤で治療を受けている場合も、小柴胡湯との併用によって間質性肺炎の副作用が起こりやすくなることが報告されています。

▶ 人工透析を受けている人

してはいけないこと	アルミニウムを含む成分（合成ヒドロタルサイト、水酸化アルミニウムゲル、乾燥水酸化アルミニウムゲル、ケイ酸アルミン酸マグネシウム、など）

　アルミニウムを含む成分は、主に制酸成分として胃腸薬などに配合されています。基本的に、制酸成分は胃酸を中和する目的で使用されますが、一部が吸収されて体内に蓄積することがあるため、人工透析を受けている人では摂取を避ける必要があります。アルミニウムを含む胃腸薬などを長期間連用すると、**アルミニウム脳症**や**アルミニウム骨症**などの病気を引き起こすおそれがあります。

▶ 腎臓病

相談すること	・グリチルレチン酸、カンゾウ（甘草） ・解熱鎮痛成分（イブプロフェン、アスピリン、アセトアミノフェン、イソプロピルアンチピリン、エテンザミドなど） ・制酸成分（アルミニウム、カルシウム、マグネシウムを含む製剤） ・駆虫成分（ピペラジン） ・プソイドエフェドリン塩酸塩

　カンゾウ（甘草）には、体内に水分を貯留する働きがあるため、服用を続けることで体液量が

増え、腎臓の負担が増加して腎臓病が悪化するおそれがあります。**むくみ（浮腫）**がある人についても、同じ理由で記載されています。

　ただし、これは「1日最大配合量がグリチルリチン酸として40mg以上、カンゾウとして1g以上配合されている」場合に記載されるもので、これに満たない場合は記載されません。

　カンゾウはかぜ薬や胃腸薬、栄養ドリンク剤、漢方薬などのさまざまな市販薬に含まれていますから、摂りすぎにならないよう注意喚起していきましょう。

　解熱鎮痛成分が記載される理由は、腎臓での水分の再吸収を促進する働きがあり、体液量が増えて腎臓の負担が増えるためです。また、解熱鎮痛成分はプロスタグランジンの産生を抑制しますが、それにより腎臓内の血流量が減り、腎障害などを引き起こすことがあります。

　制酸成分などに含まれるアルミニウム、カルシウム、マグネシウムなどの成分は、腎機能が低下している人では体内に貯留しやすく、高マグネシウム血症や高カルシウム血症、アルミニウム脳症やアルミニウム骨症などの原因になることがあり、注意が必要です。

▶ 前立腺肥大による排尿困難

してはいけないこと	プソイドエフェドリン塩酸塩

　前立腺肥大による排尿困難は、アドレナリン作動成分などによって交感神経系を刺激することで悪化することがわかっています。その中でも、特にプソイドエフェドリン塩酸塩は中枢性の作用が強いため、該当する人は服用を避けなければなりません。服用によって、排尿困難の症状が悪化したり、場合によっては**尿閉**を引き起こすことがあります。

▶ 排尿困難

相談すること	鼻炎用内服薬などに含まれる抗ヒスタミン成分
	抗コリン成分、ロートエキス、ジフェニドール塩酸塩、など

　排尿困難とは、排尿する際にとても力を入れないと出ないなど、**「尿が出にくい」「尿の勢いが弱い」**と感じている状態を指します。特に原因となる疾患がなくても、加齢による膀胱の老化現象として見られることもあります。抗コリン作用によって、膀胱排尿筋が弛緩して尿を押し出す力が弱まり、膀胱括約筋は収縮して出口が狭まってしまうため、排尿困難の症状を悪化させるお

それがあります。

市販薬では内服の鼻炎薬や痔疾患用の坐剤や注入軟膏に記載されます。

▶ 喘息

してはいけないこと	解熱鎮痛成分（本剤またはほかのかぜ薬、解熱鎮痛薬を服用（使用）して、喘息を起こしたことがある人）

解熱鎮痛成分を使用した際に起こる喘息を、「アスピリン喘息」と呼びますが、原因になるのはアスピリンだけではありません。イブプロフェン、イソプロピルアンチピリン、エテンザミド、アセトアミノフェンなどのほかの解熱鎮痛成分でも起こることがあります。

また、内服薬に限らず、インドメタシンやフェルビナクなどの外用消炎鎮痛薬でも起こるおそれがあるため、過去に解熱鎮痛成分を含む市販薬などを使用して喘息の症状が出たことのある人は、使用を避けなければなりません。

▶ 糖尿病

してはいけないこと	プソイドエフェドリン塩酸塩
相談すること	アドレナリン作動成分（dl-メチルエフェドリン塩酸塩、トリメトキノール塩酸塩、メトキシフェナミン塩酸塩、マオウを含有する製剤、など）

糖尿病は、血糖値が高くなる病気で、生活習慣病の１つです。血糖値が高い状態が続くことで血管がもろくなり、末梢血管障害や神経障害を引き起こすこともあります。糖尿病の三大合併症と呼ばれる**糖尿病神経障害・糖尿病網膜症・糖尿病腎症**のほか、患者さんの中には足の潰瘍や壊疽により、足を切断せざるを得ない重篤な状態へと進行することがあり、医師の治療はもちろん、生活習慣の見直しも必要になってきます。

アドレナリン作動成分は、交感神経系を刺激して、肝臓でのグリコーゲンの分解を促進し、血糖値を高めるため、糖尿病を悪化させるおそれがありますが、中でもプソイドエフェドリン塩酸塩は、ほかのアドレナリン作動成分と比較して中枢神経系に対する作用が強いため、「してはいけないこと」に記載されます。

その他のアドレナリン作動成分やマオウを含む製剤についても、同様の仕組みで血糖値を高める働きがあり、「相談すること」に記載されています。内服薬のほか、鼻炎の点鼻薬や痔疾患用の坐剤・注入軟膏でも記載されます。

▶ 甲状腺機能障害（甲状腺機能亢進症）

してはいけないこと	プソイドエフェドリン塩酸塩
相談すること	アドレナリン作動成分（dl-メチルエフェドリン塩酸塩、トリメトキノール塩酸塩、メトキシフェナミン塩酸塩、マオウを含有する製剤、など）
	水酸化アルミニウム、炭酸マグネシウム、炭酸カルシウム、リン酸水素カルシウム水和物、沈降炭酸カルシウム、乳酸カルシウム水和物、など

　甲状腺ホルモンが過剰に分泌されることによる**甲状腺機能亢進症**の代表的疾患に、バセドウ病があります。暑がりになる、ほてる、イライラする、肌のかゆみ、食欲が増すといった症状が特徴です。また、甲状腺ホルモンの分泌が不足することによる**甲状腺機能低下症**では、元気がなくなる、寒がりになる、むくみが起きやすくなるなどの症状が出ることがあり、いずれにしても、専門医による診断や治療が必要です。

　アドレナリン作動成分は交感神経系を刺激して心拍数や血圧を上昇させることがありますが、特にプソイドエフェドリン塩酸塩はほかのアドレナリン作動成分と比べて中枢神経系への作用が強いため、甲状腺機能亢進症の症状を悪化させるおそれがあり、服用を避ける必要があります。

　また、水酸化アルミニウムや炭酸カルシウム、炭酸マグネシウムなどを含有する製剤では、甲状腺機能低下症の治療薬の吸収を抑えてしまうことがあり、症状を悪化させる場合があるため、治療薬を服用している人は使用を避けるのが望ましいでしょう（もしくは、主治医に相談していただきましょう）。

▶ てんかん

相談すること	ジプロフィリン

　てんかんは、痙攣や意識障害などの発作を繰り返す脳の病気で、その原因や症状は人によりさまざまです。突然意識を失って倒れて痙攣を起こすこともあり、こうした症状を「てんかん発作」といいます。てんかんは、一旦診断されると、その後長期間服薬を必要とすることが多いとされていて、店頭でも時折「抗てんかん薬」を服用している人から市販薬との飲み合わせについて相談を受けることがあります。

　ジプロフィリンは、市販薬では鎮咳去痰薬や鎮うん薬に配合されることがある成分で、カフェインなどと同じキサンチン系成分の1つです。中枢神経興奮作用を持っているため、てんかんの

持病がある人では発作を誘発してしまうことがあり、服用を避けるのが望ましいでしょう。

▶ **全身性エリテマトーデス、混合性結合組織病**

相談すること	イブプロフェン

　全身性エリテマトーデス、混合性結合組織病は、どちらも「**膠原病**」の一種です。膠原病とは、1つの病気を指す名前ではなく、「心臓病」や「腎臓病」と同じように、いくつかの病気が集まったグループを表す言葉で、**シェーグレン症候群**や**関節リウマチ**なども膠原病の一種です。

　全身性エリテマトーデス、混合性結合組織病の基礎疾患がある人がイブプロフェンを服用すると、イブプロフェンの副作用である**無菌性髄膜炎**の発症リスクが高まるおそれがあるため、「相談すること」に記載されています。

高齢者で特に注意したいこと

　高齢者では、特に持病のない人であっても、内臓機能の低下により、薬の代謝・排泄が遅くなることがあり、薬の作用が強く現れるおそれがあります。添付文書「使用上の注意」でも、「相談すること」の項目に「高齢者」と記載されることは多いのですが、その際の「高齢者」とは**65歳以上**の人を指します。

　個人差はありますが、75歳ごろになると複数の病気にかかる可能性が高くなり、何らかの薬を飲んでいる割合も高くなるといわれています。ただ、実年齢や見た目などでは判断ができず、基礎疾患なども一括りに判断できないのも、高齢者の接客の難しいところです。

　高齢者では、薬が効きすぎたり、副作用が出やすくなることがありますが、成人と高齢者では薬の用法・用量を区別していません。本来なら減量すべきだと思いますが、小児のようなきちんとした目安はありません。高齢者が市販薬を服用する際には、初回は少なめから始め、様子を見ながら徐々に増量するのが安全とされています。特に便秘薬などは、少ない錠数から試していただきましょう。

◗ **高齢者に関する注意**

してはいけないこと	80歳以上は服用不可：ファモチジンなどのH2ブロッカー
相談すること	解熱鎮痛成分（イブプロフェン、アスピリン、アセトアミノフェン、イソプロピルアンチピリン、エテンザミド、など）
	アドレナリン作動成分（dl-メチルエフェドリン塩酸塩、トリメトキノール塩酸塩、メトキシフェナミン塩酸塩、マオウを含有する製剤、など）
	グリチルレチン酸などを、1日最大配合量がグリチルリチン酸として40mg以上、またはカンゾウとして1g以上（エキス剤については、原生薬に換算して1g以上）含有する製剤
	瀉下薬（酸化マグネシウム）
	止瀉薬（抗コリン成分、ロートエキス、など）
	浣腸薬（グリセリン浣腸、グリセリン坐剤）

　ファモチジンなどのH2ブロッカーは、**80歳以上の高齢者は服用してはいけない**ことになっています。これは、高齢者では腎臓の機能が低下していることが多く、排泄が遅れて副作用が強く出るおそれがあるためです。解熱鎮痛成分やアドレナリン作動成分も同じく、薬を代謝する肝臓や、排泄する腎臓の機能の衰えにより、効き目が強くなったり、副作用が生じやすくなります。また、アドレナリン作動成分は高血圧や糖尿病などの基礎疾患を悪化させることもあり、注意が必要です。

　酸化マグネシウムは、高齢者でも比較的安心して服用できる瀉下成分ではありますが、酸化マグネシウムを含む瀉下薬の服用により、高マグネシウム血症を引き起こすことがあるとされています。特に便秘症の高齢者では注意が必要なため、記載されています。

　また、高齢者は便秘になりやすい傾向があるため、抗コリン成分やロートエキスなどを含む止瀉薬の服用により、便秘やお腹が張って痛くなるなどの便通異常を生じることがあります。抗コリン成分は口渇や排尿困難の原因にもなりますから、高齢者では特に注意しましょう。

店頭で高齢者に多く見られるケース

　店頭では降圧薬や糖尿病治療薬など、多種類の薬を毎日服用している高齢者をお見受けすることも多く、服薬に関するトラブルも起こりがちです。たとえば、体調不良の原因が下記のような薬の副作用とは気づかずに、市販薬でその不調を治そうとするケースなどです。

> ・睡眠薬によるめまいやふらつきなどの副作用
> ・咳止め薬、かぜ薬などを服用したことによる便秘
> ・降圧薬の副作用による頭痛、咳

▶ めまいやふらつき

　高齢になると、筋力や感覚機能が低下するため、睡眠薬のような筋弛緩作用のある薬や、降圧薬のようなめまい、ふらつきが起きやすい薬を服用することで、ふらつきによる転倒などを招くことがあります。また、降圧剤を飲むと、副作用として頭痛や咳が現れることがありますが、それが副作用だと知らずに市販の鎮痛薬や鎮咳去痰薬を飲んでいることもあります。その場合、副作用を見過ごしてしまうことになり、根本的な解決からは遠ざかってしまいます。

　降圧薬や睡眠薬によるめまいやふらつきなどを解消するために、毎日栄養ドリンク剤を飲んでいる、鎮咳去痰薬による便秘を解消するために浣腸を使用しているなど、**「薬の副作用を薬で解消」**という好ましくない状況に陥っている人も少なくない気がします。高齢者に対しては服用中の薬などについての聴き取りが大事です。

▶ 不眠や睡眠に関する相談

　高齢者からの不眠の相談も増えていますが、市販薬では抗ヒスタミン成分を配合した睡眠改善薬など、選択肢が非常に少ないため、相談に応えられないこともあります。そもそも、睡眠改善薬は一時的な不眠の改善に用いるもので、高齢者によく見られる慢性的な不眠に対しては提案することができません。それに加えて、基礎疾患などにも影響を与えるおそれがあるため、医療機関を受診するようお伝えするケースも多くなります。

▶ 鎮痛薬の連用

　膝関節や股関節などの関節炎を患っている高齢者は、内服の鎮痛薬や外用消炎鎮痛薬（湿布薬や塗布薬）を頻繁に使用しているケースも多いです。長期的に継続して使用している人もいて、気づかないうちに胃粘膜障害を引き起こし、時には出血性の消化性潰瘍など深刻な結果を招くこともあります。

　高齢者の場合、出血性の消化性潰瘍は生命を脅かすことがあり、とても危険です。解熱鎮痛薬は、心臓病や高血圧などの治療薬の作用に影響することもありますので、漫然と連用しないようお伝えしましょう。

販売時の注意点、薬を飲む時の注意点

　高齢者の場合、資格者からの質問に正確に答えていただけなかったり、医薬品の説明を理解するのに時間がかかったりすることが、傾向として見られます。また、市販薬の外箱や添付文書に記載されている細かい文字が見えづらい、表示を読み取るのが難しい場合もあり、販売時の情報提供には特段の配慮が必要です。

　どんな薬でも副作用が起こる可能性はありますが、高齢者で副作用が現れやすくなる要因としては、たくさんの種類の薬を併用していることに加え、服薬管理能力の低下があります。たとえば、認知機能低下によって薬を服用したかどうかを忘れてしまったり（それにより過剰に飲むことも）、視力や手指の機能低下によりシートから薬を取り出せずに、服用できていないケースなども。

　また、薬を取り出さずにPTPシートごと飲み込んで、消化管を傷つけてしまうケースもあります。PTPシートを丸ごと飲んでも、便と一緒に自然に排出されることもありますが、中には運悪くPTPの角が食道や胃腸に突き刺さって、穴が開いてしまうケースもあります。そのため、PTPを飲んでしまったら、たとえ自覚症状がなくても、できるだけ早く受診していただきましょう。

　高齢者は、生理機能の衰えのほか、喉の筋肉が衰えて飲食物を飲み込む力が弱まる傾向があり、食べ物や内服薬を飲み込む際に喉につまらせることがあります。さらに、抗コリン作用を持つ医薬品を服用している場合は、その副作用で生じた口渇によって誤嚥を誘発しやすくなるため、喉に貼り付きやすいカプセル剤や錠剤を服用する際には、事前に水を飲んで喉をうるおすなどの対策が必要です。

　薬によるトラブルを未然に防ぐために、高齢者本人への丁寧な説明はもちろん、一緒に来店した家族や介護者の方にも、薬の用法・用量、副作用などについて情報提供していきましょう。

授乳婦と市販薬

授乳中の不調について

　産後の育児では睡眠が充分に取れなかったり、生活のリズムが不規則になったりして、お母さんの体調が崩れてしまうことがあります。出産後はホルモンの急激な変化や、24時間休みなく続く育児による疲れなど、心身ともにさまざまな負担があるでしょう。店頭でも、産後（授乳期間中）に生じた不調についてさまざまな相談があります。通常の接客と少し違う点は、お母さん自身が薬を飲むことへの罪悪感のようなものを抱いている場合が少なくないことです。

▶ 授乳中の人からよく聞かれる声

・赤ちゃんを見てくれる人がいなくて、医療機関への受診が難しい
・体調不良により、家事や育児に支障が生じていてつらい
・薬は乳児に影響の少ないものを使いたい
・授乳中に薬を飲むのは、赤ちゃんにとって悪影響ではないか心配
・薬を飲んだ時は授乳をやめるべきなのか、どうしたらいいかわからず不安

　授乳中に薬を服用することで、赤ちゃんの健康への影響が気になるというお母さんの気持ちは理解できます。そうした不安から、不調があっても薬を使用せずに我慢しているケースも見受けられます。つらい症状を解消するための商品を提案することはもちろん、薬の使用に関する不安を払拭することも、資格者として重要な役割であるといえます。

　母乳育児は、赤ちゃん・お母さんの両方にさまざまな利点があります。そのため、授乳中の不調への対応は、「母乳育児を続けるために、薬を飲まずに不調を我慢する」か「薬を飲むから母乳育児をやめる」の二択ではなく、お母さんの病状や赤ちゃんの月齢をふまえながら、接客ケースごとに、安心して服用できる薬を提案するのが理想です。**できるだけ授乳を続けながら不調を解消できる方法**を考えましょう。

母乳育児について

▶ 母乳育児の利点

乳児	・栄養面で優れており、感染症のリスク軽減、免疫機能や神経発達を促すなど
母親	・授乳することによって子宮収縮を促し、妊娠中に増加した体重を減らす効果などがある ・乳がんや卵巣がんの発症リスクの減少や糖尿病などの予防につながる

▶ 母乳を一時的に止めるデメリット

乳児	・哺乳瓶（人工乳）に慣れると、母乳を嫌がるようになることがある
母親	・搾乳する行為は予想以上に体力を消耗する ・搾乳ではどうしても乳腺に乳汁が残りやすく、乳腺炎などを発症しやすくなる ・乳汁の分泌が減少してしまう、もしくは止まってしまうおそれがある

　母乳育児をしている人にとっては、人工乳に変更する際に、粉ミルクや哺乳瓶などを用意しなければならないなどの負担が大きく、一時的な母乳育児の中断はあまり現実的ではありません。また、哺乳瓶などはすでに用意されているとしても、母乳を搾乳する行為は思った以上に体力の要る作業であり、体調不良時にはそもそも無理があるかもしれません。

薬の母乳への移行について

　母乳は、お母さんの血液から作られます。そのため、お母さんが飲んだ内服薬は乳汁中に移行してしまいます。ただし、多くの薬でその量はとても少なく、赤ちゃんに影響を及ぼす可能性は少ないと考えられています。

　使用した薬が乳汁中へ移行する量やリスクについては、**薬そのものが持つ性質**や、**母親側の要素**、**乳児側の要素**など、いくつかの要素が絡み合っています。また、薬を使用するメリットとデメリットもしっかり見極め、その都度判断していくことが重要です。

▶ 母乳への移行に影響する要素

薬の要素	・一般的に、脂溶性が高ければ高いほど、乳汁中の薬剤濃度は高くなる ・中枢神経系に移行しやすい薬剤は乳汁中にも移行しやすい ・乳汁中に分泌される薬剤の量は、分子量やタンパク結合率など、多数の因子に依存する
母親の要素	・内服薬、外用薬など薬の種類（一般的に、外用薬では母親の血中濃度に影響しにくい） ・摂取した薬の量や、服用の間隔、服用期間の長さなど
乳児の要素	・早産児や新生児では、肝機能・腎機能などが未熟である ・新生児〜3か月ごろまでは、授乳の間隔が短く、1日の授乳回数も多い

▶ 産後のお母さんの体について

　産後間もない「**産褥期**」は、妊娠・出産で変化したお母さんの体が回復するまでの期間を指します。明確な規定はありませんが、分娩後6〜8週間を産褥期と呼ぶのが一般的です。出産時の傷（会陰切開、帝王切開など）や、お産による体力の消耗に加え、退院後すぐに始まる赤ちゃんのお世話などにより、産後のお母さんの体は疲れやすく、体調は決して万全とはいえません。

▶ 産後間もない時期に起こりやすい病気や症状

・産褥熱：分娩時やそれ以降に、細菌感染が原因で起こる発熱
・子宮復古不全：何らかの要因で子宮の収縮が遅れている状態
・産褥乳腺炎：乳汁が充分に排出できないことによる乳房の張りや痛み、発熱など
・静脈血栓症：産褥期は血栓ができやすいとされている
・痔や便秘：出産時のいきみなどによる肛門部のうっ血、また、会陰切開の傷の痛みなどから便意を我慢しがちで、それにより便秘になりやすい。母乳に水分をとられ、体内の水分量が減ることも、便秘の要因になることがある
・尿漏れ：骨盤底筋のダメージにより、出産直後は尿道を閉めにくくなり、尿漏れしやすい状態になる
・腰痛、手首の痛みなど：出産後の筋肉の衰えや、育児中の無理な体勢や、抱っこなどの負担のかかる姿勢によるもの
・産後うつ：ホルモンバランスの乱れや疲労から、気持ちの沈み、集中力の低下、不安感、眠れない、涙もろくなるなど、心の不調を生じることがある

　一般的に、出産後1〜2か月は出産した産院からの何らかのフォローがあるため、産褥期のお母さんの不調については、市販薬を使用する前に、かかりつけの産科医に相談していただくのが

最善です。上記のように産後のお母さんの体調不良に関しては、出産と関連しているケースもあるので、こうした病態も理解しておきましょう。

産褥期を過ぎているお母さんも、不調が続いている場合は、漫然と市販薬を使用するのではなく、医療機関で相談していただくようにします。特に「産後うつ」は見逃されやすいため、丁寧な接客が求められます。

授乳中の使用を避けたほうがいい成分

放射性ヨウ素、抗がん薬、抗不整脈薬、医療用麻薬など、一部の医療用医薬品には授乳中に使用できないものがあります。鎮静作用のある薬（抗うつ薬、抗不安薬、睡眠薬など）や抗ヒスタミン成分など、母親に強い眠気などを生じる薬剤は、使用を避けるのが望ましいとされています。

また、市販薬の中にも、「使用上の注意」で「授乳中の方は使用を避けること」とされている成分がいくつかあります。総合感冒薬や胃腸薬など、市販薬の多くは1つの商品に複数の成分を配合しているため、それぞれの添付文書を確認して対応しましょう。

▶ 授乳中の人は服用しないか、服用する場合は授乳を避けること

ジフェンヒドラミン類	乳児に昏睡を起こすおそれがあるため
ロートエキス	乳児に頻脈を起こすおそれがあるため
テオフィリン、アミノフィリン	乳児に神経過敏を起こすおそれがあるため
コデイン類	乳児にモルヒネ中毒が起きたとの報告があるため
センノシド、センナ、ダイオウなど	乳児が下痢を起こすおそれがあるため

この表にはありませんが、フェキソフェナジン塩酸塩（「アレグラFX」など）では、「授乳中

の人は服用しないか、服用する場合は授乳を避けること」と記載されています。ただし、フェキソフェナジン塩酸塩は母乳中への移行が極めて少ないとされていて、医療機関では授乳中の人に処方されることがあります。

　日本では、授乳中の薬の服用に関する統一されたガイドラインがないため、乳汁中へ移行することを理由に、念のために授乳中の服用や授乳の中止について注意喚起するケースが多いです。「してはいけないこと」に授乳中の人への注意喚起があるからといって、必ずしも「乳児の健康に悪影響がある」とは言い切れないことも、店頭での対応を難しくしている点かもしれません。

▶ 服用する前に医師、薬剤師または登録販売者に相談すること

抗ヒスタミン成分	メキタジン、クレマスチンフマル酸塩、トリプロリジン塩酸塩、など
抗コリン成分	ロートエキス
アドレナリン作動成分	dl-メチルエフェドリン塩酸塩、dl-メチルエフェドリンサッカリン塩、プソイドエフェドリン塩酸塩、など
解熱鎮痛成分	アスピリン、アスピリンアルミニウム、イブプロフェン、など
カフェイン類	1回量としてカフェイン類を100mg以上配合している場合など

　これらの成分については、乳汁中に移行することはわかっていますが、乳児にどれくらい悪影響があるのかは不明とされています。服用をしてはいけないわけではありませんが、乳児は肝臓や腎臓の機能が未発達であるため、薬の連用を避けることが望ましいでしょう。

　お母さんの症状の度合いや赤ちゃんの月齢なども考慮して、服用のメリットが上回る場合などに一時的に使用していただくようにします。ただし、医薬品である以上、副作用やアレルギーのリスクはゼロではないので、通常の接客と同様、症状や体質などをよく聴き取った上で選択します。

▶ その他の注意

ロートエキス	母乳が出にくくなることがある 【理由】抗コリン作用により、乳汁の分泌が抑制されることがあるため

授乳中の人に市販薬を提案する時

　授乳中は薬を使用しないに越したことはないのですが、不調を抱えたままの育児はお母さんにも赤ちゃんにもよくありません。つらい症状をよく聴き取り、薬を使用するかどうかも含め、お客様自身が納得して選択するための情報をお伝えすることが重要です。

　赤ちゃんに授乳した直後に薬を服用するなど、母乳中の薬物濃度が上昇するタイミングを避け、できる限り薬の影響を少なくする工夫をお伝えすることで、お母さんの心理的負担が減る場合もあります。また、授乳中の人への制限が特に記載されていない商品を提案することで、一定の安心感を得ることはできると思いますので、**授乳中の人が服用可能な商品を症状やカテゴリごとにリストアップ**しておくのも有効です。

　総合感冒薬のように多くの成分を配合しているものよりも、たとえば、つらい症状が風邪による熱と咳なら「タイレノールAとエスエスブロン液L」というように、用途別に購入していただくことで、**摂取する必要のない成分や、授乳中の服用に制限のある成分を避けつつ、症状を緩和できる**でしょう。

　また、国立成育医療研究センターの「妊娠と薬情報センター」のホームページでは、「授乳中に安全に使用できると思われる薬」や「授乳中の治療に適さないと判断される薬」のリストを公開しており、妊娠中や授乳中の薬について、電話相談等をすることもできます。このような公的機関についてご案内するのもよいでしょう。

　そして、一般的な接客と同様に、つらい症状が続いている場合や、市販薬を使用しても症状が改善しない場合には、医療機関を受診していただくようにしましょう。

主な解熱鎮痛薬に含まれる成分早見表

※表内の数字は、成人1回量の含有量。解熱鎮痛成分のみ数値も記載（成分量の単位はmg）。

※ロキソプロフェンナトリウム水和物の60mgは、無水物としての数値。

	ロキソニンSクイック	ロキソニンSプレミアム	ロキソニンSプラス	ロキソニンS	バファリンプレミアムDX	バファリンプレミアム	バファリンEX	バファリンA	バファリンルナi	イブクイック頭痛薬DX	イブクイック頭痛薬	イブA錠EX	イブA錠	イブメルト	オトナノーシンピュア
ロキソプロフェンナトリウム水和物	●60	●60	●60	●60			●60								
イブプロフェン					●160	●130			●130	●200	●150	●200	●150	●200	●
アスピリン（アセチルサリチル酸）								●660							
エテンザミド															
アセトアミノフェン					●160	●130			●130						
アルミノプロフェン															
イソプロピルアンチピリン															
無水カフェイン（カフェイン）		●			●	●				●	●	●	●		●
アリルイソプロピルアセチル尿素		●				●				●	●	●	●		●
ブロムワレリル尿素															
メタケイ酸アルミン酸マグネシウム	●	●													
酸化マグネシウム			●							●	●				
乾燥水酸化アルミニウムゲル					●	●	●		●						●
合成ヒドロタルサイト								●							

解熱鎮痛薬

	ノーシンアイ頭痛薬	ノーシン散剤	ノーシン細粒	ノーシンホワイト細粒	ノーシンピュア	タイレノールA	バイエルアスピリン	ルミフェン	リングルN	リングルアイビーα200	リングルアイビー錠α200	リングルアイビー	リングルAP	セデス・ファースト	セデスキュア
ロキソプロフェンナトリウム水和物															
イブプロフェン	●150				●150					●200	●200	●150			●150
アスピリン（アセチルサリチル酸）							●500								
エテンザミド		●120	●120	●380									●250	●400	
アセトアミノフェン	●65	●300	●300	●300		●300			●300					●160	
アルミノプロフェン								●200							
イソプロピルアンチピリン													●150		
無水カフェイン（カフェイン）		●	●	●	●				●				●	●	●
アリルイソプロピルアセチル尿素					●										●
ブロムワレリル尿素															
メタケイ酸アルミン酸マグネシウム															
酸化マグネシウム														●	
乾燥水酸化アルミニウムゲル															
合成ヒドロタルサイト													●		

解熱鎮痛薬

セデス・ハイG	セデス・ハイ	新セデス錠	サリドンA	サリドンWi	ナロンエースプレミアム	ナロンエースプラス	ナロンLoxy	ナロンエースT	ナロンメディカル	ナロン錠	ロキソプロフェンT液	ラックル	エキセドリンプラスS	エキセドリンA錠
							●60				●60			
			●50	●150	●144			●144	●200					
													●500	●500
		●400	●250		●500	●84		●84		●300				
●250	●250	●160								●265		●300	●300	●300
●150	●150		●150	●150										
●	●	●	●	●		●		●		●			●	●
●	●	●											●	
						●		●		●				
					●	●							●	

主な総合感冒薬に含まれる成分早見表

成分	パブロンエースPro	パブロンメディカルT	パブロンメディカルC	パブロンメディカルN	パブロンSゴールドW微粒	パブロンSa（微粒）	パブロンゴールドA微粒	ストナアイビージェルEX	ストナプラスジェルEX	ストナジェルサイナスEX	ストナデイタイム	ストナファミリー
アセトアミノフェン					●	●	●		●	●	●	●
イブプロフェン	●	●	●	●				●				
エテンザミド											●	
トラネキサム酸								●				
アンブロキソール塩酸塩	●	●			●					●		
ブロムヘキシン塩酸塩						●			●	●		
L-カルボシステイン	●	●		●	●				●			
ジヒドロコデインリン酸塩	●	●	●	●			●		●		●	
ノスカピン									●	●		
デキストロメトルファン臭化水和物						●						●
dl-メチルエフェドリン塩酸塩	●		●	●			●					
グアイフェネシン			●				●					●
グアヤコールスルホン酸カリウム											●	
グリチルリチン酸二カリウム				●								
プソイドエフェドリン塩酸塩				●								
クロルフェニラミンマレイン酸塩	●	●		●	●		●					●
ジフェニルピラリン塩酸塩									●	●		
ベラドンナ総アルカロイド										●		
カルビノキサミンマレイン酸塩						●						
ビタミンB1（チアミン）						●						
ビタミンB2（リボフラビン）	●	●	●		●		●		●	●		
ビタミンP（ヘスペリジン）									●			
無水カフェイン（カフェイン）						●	●	●	●	●	●	
麦門冬湯エキス												
小青竜湯エキス											●	
キキョウ			●									
オウヒ			●									

成分	ルルアタックTR	ルルアタックFXa	ルルアタックEX	ルルアタックNX	ルルアタックCX	新ルルAゴールドDXα	新ルルAゴールドDX	新ルルAゴールドS	新コンタックかぜEX持続性	新コンタックかぜ総合	新コンタック総合かぜ薬トリプルショット
イソプロピルアンチピリン		●									
アセトアミノフェン		●				●	●	●		●	●
イブプロフェン	●		●	●	●				●		
エテンザミド											●
トラネキサム酸			●			●	●				
ブロムヘキシン塩酸塩			●	●		●	●	●		●	
L-カルボシステイン					●						
ジヒドロコデインリン酸塩			●	●	●		●	●			
チペビジンヒベンズ酸塩		●									
ノスカピン		●			●			●			
デキストロメトルファン臭化水素酸塩水和物	●					●			●	●	
dl-メチルエフェドリン塩酸塩	●	●	●	●	●	●	●	●	●	●	●
グアヤコールスルホン酸カリウム											
クレマスチンフマル酸塩			●	●		●	●				
クロルフェニラミンマレイン酸塩	●				●					●	●
ヨウ化イソプロパミド	●								●		
ベラドンナ総アルカロイド				●		●	●	●			
ビタミンB1（チアミン）			●	●	●			●			
ビタミンB2（リボフラビン）			●	●							
ビタミンC（アスコルビン酸）		●									
ベンフォチアミン（ビタミンB1誘導体）							●				
無水カフェイン（カフェイン）	●	●		●	●	●	●	●		●	●
グリチルレチン酸	●	●			●						
ショウキョウ末		●									

	エスタックEX NEO	エスタック総合IB	エスタックイブファインEX	エスタックイブTT	エスタックイブNT	エスタックイブファイン	エスタックイブ	エスタック総合感冒	新エスタック顆粒	ジキニンファースト錠	新ジキニン顆粒	ジキニン顆粒IP	ジキニンC	ジキニン顆粒A	プレコール持続性カプセル	プレコールCR持続性錠
イソプロピルアンチピリン															●	●
アセトアミノフェン								●	●	●	●		●	●		●
イブプロフェン	●	●	●	●	●	●	●					●				
アンブロキソール塩酸塩	●		●			●										
ジヒドロコデインリン酸塩		●	●	●	●	●			●	●	●	●	●	●	●	●
デキストロメトルファン臭化水素酸水和物								●								
dl-メチルエフェドリン塩酸塩		●	●	●	●	●	●		●	●	●	●	●		●	●
グアヤコールスルホン酸カリウム												●				
ノスカピン										●						
ヨウ化イソプロパミド	●		●		●	●										
クロルフェニラミンマレイン酸塩	●	●	●	●	●	●	●	●	●	●	●	●	●	●	●	●
ビタミンB1（チアミン）					●	●										
ビタミンC（アスコルビン酸）					●	●							●			
L-アスコルビン酸ナトリウム													●			
無水カフェイン（カフェイン）		●	●	●	●	●	●	●	●	●	●	●	●	●	●	●
葛根湯加桔梗エキス								●								
カンゾウエキス(グリチルリチン酸)			●					●		●	●	●	●	●	●	●
ニンジンエキス												●		●		
カミツレエキス												●		●		
酸化マグネシウム			●	●												
ショウキョウ末		●						●								
ケイヒ末		●														
グリシン										●						
ヘスペリジン								●								

総合感冒薬

	ベンザブロックSプレミアム	ベンザブロックS	ベンザブロックLプレミアム	ベンザブロックL	ベンザブロックIPプレミアム	ベンザブロックIP	ベンザエースA	改源	カイゲン顆粒	改源かぜカプセル	パイロンPL顆粒Pro	パイロンPL錠ゴールド
アセトアミノフェン	●	●			●		●	●	●	●		●
イブプロフェン			●	●	●	●						
サリチルアミド											●	●
トラネキサム酸	●	●	●				●					
ジヒドロコデインリン酸塩	●	●	●	●	●	●						
デキストロメトルファン臭化水素酸塩水和物							●					●
dl-メチルエフェドリン塩酸塩	●	●			●	●	●	●	●	●		
ノスカピン									●			
ブロムヘキシン塩酸塩												●
L-カルボシステイン			●									
ヨウ化イソプロパミド	●	●										
プソイドエフェドリン塩酸塩			●	●								
クロルフェニラミンマレイン酸塩	●	●	●	●		●	●		●			
プロメタジンメチレンジサリチル酸塩											●	●
グアイフェネシン	●											
グリチルリチン酸					●							
リボフラビン（ビタミンB2）	●											
アスコルビン酸（ビタミンC）					●							
無水カフェイン（カフェイン）	●	●	●	●	●	●	●	●	●	●	●	●
カンゾウエキス（カンゾウ末）								●	●	●		
ケイヒ末								●		●		
ショウキョウ末								●		●		
キキョウ末									●			
ヘスペリジン	●	●			●	●	●					

主な鎮咳去痰薬に含まれる成分早見表

成分	新ブロン液エース	エスエスブロン液L	新エスエスブロン錠エース	エスエスブロン錠	アネトンせき止め液	アネトンせき止め錠	アネトンせき止め顆粒	ベンザブロックせき止め液	ベンザブロックせき止め錠	パブロンSせき止め	パブロンせき止め液	アスクロン	新トニン咳止め液	改源咳止め液W	新カイゲンせき止め液W
ジヒドロコデインリン酸塩	●		●	●				●	●	●	●		●	●	●
コデインリン酸塩水和物					●	●	●								
デキストロメトルファン臭化水素酸塩水和物		●													
グアイフェネシン	●	●						●			●				
ノスカピン								●	●			●			
ブロムヘキシン塩酸塩								●	●						
L-カルボシステイン			●												
グアヤコールスルホン酸カリウム							●						●		●
dl-メチルエフェドリン塩酸塩			●	●	●	●	●	●						●	●
メトキシフェナミン塩酸塩													●		
トリメトキノール塩酸塩													●		
テオフィリン							●								
クロルフェニラミンマレイン酸塩	●	●			●	●	●				●				
カルビノキサミンマレイン酸塩										●		●			
カンゾウ												●			
トラネキサム酸								●	●						
無水カフェイン	●	●			●	●				●			●	●	●
セネガ流エキス（セネガエキス）					●	●		●					●	●	
キキョウ流エキス（キキョウエキス）											●		●	●	●
オウヒ流エキス（オウヒエキス）											●				
ソヨウ流エキス													●		
バクモンドウ流エキス													●		●

	フストールシロップA	クールワンせき止めGX	クールワンせき止めGX液	クールワン去たんソフトカプセル	クールワンせき止めカプセル	プレコール持続性せき止めカプセル	ストナ去たんカプセル	新コンタックせき止めダブル持続性	新コルゲンコーワ咳止め透明カプセル	後藤散せきどめ	メジコンせき止め錠Pro
ジヒドロコデインリン酸塩		●	●						●		
デキストロメトルファン臭化水素酸塩水和物						●		●			●
グアイフェネシン									●		
ノスカピン										●	
ブロムヘキシン塩酸塩				●			●				
L-カルボシステイン		●	●	●			●				
グアヤコールスルホン酸カリウム						●					
dl-メチルエフェドリン塩酸塩		●	●			●			●	●	
トリメトキノール塩酸塩	●										
ジプロフィリン								●			
クロルフェニラミンマレイン酸塩	●	●	●			●			●	●	
カンゾウ										●	
無水カフェイン										●	
安息香酸ナトリウムカフェイン									●		
セネガ流エキス（セネガエキス）	●										

主な鼻炎薬に含まれる成分早見表

▶内服薬

※記載の用量は成人1回分。

成分	クラリチンEX	エバステルAL	アレジオン20	アレグラFX	ストナリニZジェル	ストナリニ・サット	ストナリニS	パブロン鼻炎カプセルSα	パブロン鼻炎速溶錠EX	エスタック鼻炎カプセル12	エスタック鼻炎ソフトニスキャップ	新コンタック鼻炎Z
ロラタジン	●											
エバスチン		●										
エピナスチン塩酸塩			●									
フェキソフェナジン塩酸塩				●								
セチリジン塩酸塩					●							●
プソイドエフェドリン塩酸塩								●	●	●		
フェニレフリン塩酸塩						●	●				●	
dl-メチルエフェドリン塩酸塩									●			
カルビノキサミンマレイン酸塩								●				
ベラドンナ総アルカロイド						●		●	●	●	●	
クロルフェニラミンマレイン酸塩							●			●		
d-クロルフェニラミンマレイン酸塩						●			●		●	
グリチルリチン酸ニカリウム									●			
無水カフェイン						●		●	●	●		
ダツラエキス							●					
サイシン乾燥エキス										●		

	新コンタック600プラス	ロートアルガードゼロダイレクト	アルガードクイックチュアブル	ロートアルガード鼻炎内服薬ゴールドZ	アレルビ	鼻炎薬A「クニヒロ」	ベンザ鼻炎薬α〈1日2回タイプ〉	アネトンアルメディ鼻炎錠	プレコール持続性鼻炎カプセルLX	プレコール鼻炎カプセルL	プレコール持続性鼻炎カプセルL
フェキソフェナジン塩酸塩		●			●						
プソイドエフェドリン塩酸塩	●			●		●	●	●	●	●	●
フェニレフリン塩酸塩			●							●	
dl-メチルエフェドリン塩酸塩				●							
ベラドンナ総アルカロイド	●		●	●			●	●	●	●	●
メキタジン			●	●							
クロルフェニラミンマレイン酸塩	●							●		●	●
d-クロルフェニラミンマレイン酸塩						●	●				
無水カフェイン	●		●	●		●	●	●	●	●	●
シンイエキス				●				●			
サイシンエキス								●			
カンゾウ末								●			
ショウキョウ末								●			
トラネキサム酸							●				
グリチルリチン酸										●	●
グリチルリチン酸二カリウム						●					

▶ 点鼻薬

	コンタック鼻炎スプレー《季節性アレルギー専用》	コールタイジン点鼻液a	パブロン鼻炎アタックJL《季節性アレルギー専用》	パブロン点鼻JL	パブロン点鼻EX	パブロン点鼻	エージーアレルカットEXc《季節性アレルギー専用》	エージーノーズアレルカットC	ナザールαAR0・1%《季節性アレルギー専用》	ナザール「スプレー」	新ルル点鼻薬	ベンザ鼻炎スプレー	ナシビンメディ	ナシビンMスプレー	ロートアルガードST鼻炎スプレー
ベクロメタゾンプロピオン酸エステル	●	●					●		●						
プレドニゾロン		●													
クロモグリク酸ナトリウム								●							●
オキシメタゾリン塩酸塩													●	●	
テトラヒドロゾリン塩酸塩		●		●	●							●			
ナファゾリン塩酸塩						●		●			●	●			●
クロルフェニラミンマレイン酸塩			●	●	●			●			●	●	●		●
リドカイン											●	●			
ベンザルコニウム塩化物											●				
ベンゼトニウム塩化物			●	●	●						●	●			●
グリチルリチン酸二カリウム								●							

主な胃腸薬に含まれる成分早見表

	ガスター10	第一三共胃腸薬〈細粒〉S	第一三共胃腸薬グリーン微粒	第一三共胃腸薬プラス細粒	タナベ胃腸薬ウルソ	タナベ胃腸薬〈調律〉	キャベジンコーワα	新キャベ2コーワ	パンシロンAZ	パンシロンアクティブ55	パンシロンソフトベール	パンシロン01プラス	パンシロンキュアSP錠
ファモチジン	●												
ピレンゼピン塩酸塩													●
トリメブチンマレイン酸塩						●							
ロートエキス			●			●	●		●			●	
アカメガシワエキス		●											
メチルメチオニンスルホニウムクロリド							●	●					
炭酸水素ナトリウム			●			●	●		●			●	●
水酸化マグネシウム		●							●	●			●
炭酸マグネシウム								●	●	●			
沈降炭酸カルシウム				●			●	●	●			●	●
メタケイ酸アルミン酸マグネシウム			●										
ケイ酸アルミン酸マグネシウム		●	●										
合成ヒドロタルサイト		●	●						●				●
乾燥水酸化アルミニウムゲル									●				
銅クロロフィリンナトリウム			●								●		
アルジオキサ				●								●	●
テプレノン											●		
L-グルタミン									●			●	
アズレンスルホン酸ナトリウム									●				
ウルソデスオキシコール酸					●								
タカヂアスターゼN1		●											
ビオヂアスターゼ2000			●				●	●		●		●	
リパーゼAP12		●		●			●			●			
リパーゼAP6			●					●					
プロザイム6										●		●	
カンゾウ末		●	●	●			●		●	●			
ソウジュツ乾燥エキス（ショウジュツ末）											●		

※早見表はP260に続く。

	ガスター10	第一三共胃腸薬〔細粒〕S	第一三共胃腸薬グリーン微粒	第一三共胃腸薬プラス細粒	タナベ胃腸薬ウルソ	タナベ胃腸薬〈調律〉	キャベジンコーワα	新キャベ2コーワ	パンシロンAZ	パンシロンアクティブ55	パンシロンソフトベール	パンシロン01プラス	パンシロンキュアSP錠
オウバク末		●		●									
ケイヒ末		●	●	●						●		●	
ウイキョウ末		●	●	●				●					
チョウジ末		●	●	●				●					
ショウキョウ末		●		●				●					
ゲンチアナ末			●										
センブリ末			●				●						
ニンジン末／ニンジン乾燥エキス								●				●	
チンピ末										●			●
ソヨウ乾燥エキス							●						
コウボク乾燥エキス										●	●		
ウコン末								●					
ボレイ末										●			
l-メントール		●		●									
有胞子性乳酸菌				●									
ベンフォチアミン								●					

胃腸薬

	スクラートG	スクラート胃腸薬S	スクラート胃腸薬（顆粒）	新セルベール整胃プレミアム	セルベール	サクロン	サクロンS	サクロンQ	ガストール	ブスコパンA錠	大正胃腸薬G	大正胃腸薬P	大正胃腸薬バランサー	ハイウルソ顆粒	イノセアグリーン
ピレンゼピン塩酸塩									●						
ロートエキス			●			●	●				●				●
オキセサゼイン								●							
ブチルスコポラミン臭化物										●					
チキジウム臭化物												●			
炭酸水素ナトリウム		●							●		●		●		
水酸化マグネシウム						●	●								
ケイ酸マグネシウム			●												
沈降炭酸カルシウム						●									
メタケイ酸アルミン酸マグネシウム	●								●						●
ケイ酸アルミン酸マグネシウム											●				
無水リン酸水素カルシウム						●	●								
合成ヒドロタルサイト	●	●	●										●		
銅クロロフィリンカリウム						●	●								
スクラルファート水和物	●	●	●												●
ソファルコン											●				
テプレノン				●	●										
L-グルタミン		●													
アズレンスルホン酸ナトリウム		●													
ビオヂアスターゼ2000		●							●				●	●	
リパーゼAP12		●													
リパーゼAP6			●										●	●	
プロザイム													●		
ウルソデオキシコール酸														●	
ソウジュツ乾燥エキス（ソウジュツ末）	●		●	●									●		●
ケイヒ末		●											●	●	
ウイキョウ末		●												●	

※早見表はP262に続く。

	スクラートG	スクラート胃腸薬S	スクラート胃腸薬（顆粒）	新セルベール整胃プレミアム	セルベール	サクロン	サクロンS	サクロンQ	ガストール	ブスコパンA錠	大正胃腸薬G	大正胃腸薬P	大正胃腸薬バランサー	ハイウルソ顆粒	イノセアグリーン
チョウジ末		●													
ショウキョウ末		●											●		
ゲンチアナ末		●												●	
チンピ末													●		
コウボク乾燥エキス（コウボク末）	●			●	●								●		
ウコン末		●													
サンショウ末		●													

主な鎮うん薬に含まれる成分早見表

	トラベルミン	トラベルミン1	トラベルミンR	トラベルミンファミリー	トラベルミン・ジュニア	アネロン「ニスキャップ」	アネロン「キャップ」	センパアトラベル1	センパアQT	センパアQTジュニア	センパアプチベリー	センパアドリンク	パンシロントラベルSP
ジフェニドール塩酸塩			●										
スコポラミン臭化水素酸塩水和物		●	●	●		●	●	●	●	●	●	●	●
メクリジン塩酸塩		●		●									●
クロルフェニラミンマレイン酸塩								●	●	●	●	●	
フェニラミンマレイン酸塩						●	●						
ジフェンヒドラミンサリチル酸塩	●				●								
ジプロフィリン	●				●								
無水カフェイン			●			●	●						
アミノ安息香酸エチル						●	●						
ピリドキシン塩酸塩（ビタミンB6）			●			●	●						●

主な便秘薬に含まれる成分早見表

	コーラック	コーラックII	コーラックファースト	コーラックファイバーplus	コーラックハーブ	ビオフェルミン酸化マグネシウム便秘薬	スルーラックS	スルーラックプラス	スルーラックファイバー	スルーラックマグネシウム	ビューラックA	新ウィズワン	酸化マグネシウムE便秘薬	3Aマグネシア	スラーリア便秘内服液	スラーリア便秘薬
ビサコジル	●	●	●				●	●			●					
DSS		●	●					●								
ラクトミン（乳酸菌）						●										
センノシド					●		●	●	●			●				
カンゾウ					●											
プランタゴ・オバタ種皮				●					●			●				
酸化マグネシウム						●				●			●	●		●
水酸化マグネシウム				●												
硫酸マグネシウム															●	
塩酸ピリドキシン															●	
ケイヒ末										●						

主な止瀉薬に含まれる成分早見表

成分	ピタリット	ロペマックサット	トメダインコーワ錠	ストッパ下痢止めEX	ストッパエル下痢止めEX	新タントーゼA	ビオフェルミン止瀉薬	ビオフェルミン下痢止め	正露丸（大幸薬品）	セイロガン糖衣A（大幸薬品）	正露丸（キョクトウ）	正露丸糖衣（キョクトウ）	エクトール赤玉
塩酸ロペラミド	●	●	●										
ロートエキス（日局ロートエキス）				●	●	●	●	●			●		●
ベルベリン塩化物水和物	●		●			●							
タンニン酸ベルベリン				●	●				●				●
タンニン酸アルブミン							●	●					
アクリノール水和物			●										●
日局木クレオソート									●	●	●	●	
シャクヤク末（シャクヤクエキス）			●		●			●					
ゲンノショウコ末（日局ゲンノショウコ末）			●				●	●		●	●	●	●
オウバク乾燥エキス（日局オウバク末）									●	●	●	●	
日局アセンヤク末									●				
日局カンゾウ末									●	●			
チンピ末									●		●		
ビオヂアスターゼ2000	●												
ウルソデオキシコール酸						●							●
チアミン硝化物（ビタミンB1）	●												
リボフラビン（ビタミンB2）	●												
ビフィズス菌								●					
フェーカリス菌末（乳酸菌）							●						

便秘薬／止瀉薬

主な目薬に含まれる成分早見表

▶ 一般点眼薬

成分	ロートクリア	ロートVアクティブ	ロートV11	Vロートプレミアム	Vロートアクティブプレミアム	Vロートドライアイプレミアム	ロート養潤水α	ロート新緑水b	ロートゴールド40	ロートアイストレッチ	ロートアイストレッチコンタクト	新ロートドライエイドEX	ロートドライエイドコンタクトa	ロートドライエイド	新なみだロートドライアイ
プラノプロフェン	●														
イプシロン-アミノカプロン酸															
ネオスチグミンメチル硫酸塩		●	●	●	●				●	●	●				
コンドロイチン硫酸エステルナトリウム		●	●	●	●		●	●			●	●	●	●	●
ヒドロキシエチルセルロース												●	●	●	
ヒプロメロース															●
タウリン		●	●	●	●		●		●						
L-アスパラギン酸カリウム			●	●			●		●	●					
パンテノール		●		●											
硫酸亜鉛水和物		●	●												
ベルベリン塩化物水和物								●							
アズレンスルホン酸ナトリウム水和物								●							
グリチルリチン酸二カリウム		●	●												
アラントイン			●	●							●				
ビタミンA					●										
ビタミンB12															
ビタミンB6		●	●	●						●	●	●			
ビタミンB2															
ビタミンE			●	●	●		●								
クロルフェニラミンマレイン酸塩		●	●	●	●				●	●					
テトラヒドロゾリン塩酸塩			●	●	●						●				
ナファゾリン塩酸塩															
ブドウ糖															
塩化カリウム												●	●	●	●
塩化ナトリウム												●	●	●	●
塩化カルシウム水和物						●									●
硫酸マグネシウム水和物						●									●
炭酸水素ナトリウム															
ポビドン						●									

なみだロートドライアイコンタクトa	ロートデジアイ	新V・ロート	ロートリセb	ロートリセコンタクトw	ロートジーb	ロートジーコンタクトb	ロートCキューブクール	ロートビタ40α	スマイル40EXa	スマイル40プレミアムDX	スマイルザメディカルA	サンテメディカルアクティブ	サンテ40プラス	サンテ40ゴールド	サンテ快滴40	サンテメディカルガードEX	サンテメディカル12
										●		●	●			●	●
	●	●		●				●	●			●	●	●	●	●	●
●		●	●	●						●		●	●	●		●	●
●				●		●	●										
	●									●		●	●	●	●	●	●
	●	●	●					●	●			●	●			●	●
		●												●	●	●	●
		●												●			●
				●		●											
		●														●	●
									●	●	●	●					
			●														
	●						●					●				●	●
	●																●
								●	●	●		●	●	●	●		
	●	●		●						●	●	●				●	●
	●																
●				●													
●				●		●	●										
●				●		●											
							●										
●				●													

	サンテボーティエ	サンテボーティエコンタクト	サンテボーティエムーンケア	新サンテドウα	サンテドウプラスEアルファ	サンテPC	サンテPCコンタクト	大学目薬	サンテドライケア	ソフトサンティア	ソフトサンティアひとみストレッチ	サンテFXネオ	アイリスフォンブレイク	アイリスフォンリフレッシュ	アイリス40	アイリス50
イプシロン-アミノカプロン酸							●	●				●	●	●		
ネオスチグミンメチル硫酸塩		●		●	●	●	●				●	●			●	●
コンドロイチン硫酸エステルナトリウム	●		●	●		●			●			●				
タウリン	●					●			●			●	●	●	●	●
L-アスパラギン酸カリウム			●	●					●			●				
パンテノール			●										●			
硫酸亜鉛水和物								●								
ベルベリン塩化物水和物													●			
グリチルリチン酸ニカリウム				●	●	●							●	●		
アラントイン														●		
ビタミンB12	●	●		●	●					●				●		●
ビタミンB6		●		●		●	●						●			
ビタミンB2							●						●		●	●
ビタミンE			●		●									●	●	
クロルフェニラミンマレイン酸塩	●			●	●	●			●			●	●	●	●	
テトラヒドロゾリン塩酸塩	●		●			●						●	●	●		
ナファゾリン塩酸塩								●								
塩化カリウム											●					
塩化ナトリウム										●	●					

▶ アレルギー用点眼薬（かゆみ）

	ロートアルガード クリニカルショット	ロートアルガード クリアブロックZ	ロートアルガード クリアブロックEXa	ロートアルガード クリアマイルドEXa	ロートアルガード	ロートアルガードコンタクトa	サンテALクール
トラニラスト	●						
プラノプロフェン	●	●	●	●			
イプシロン-アミノカプロン酸							●
コンドロイチン硫酸エステルナトリウム		●	●	●		●	
タウリン	●						●
パンテノール							●
グリチルリチン酸二カリウム					●		●
ビタミンB6					●	●	
クロモグリク酸ナトリウム		●	●	●			
クロルフェニラミンマレイン酸塩	●	●	●	●	●	●	●
テトラヒドロゾリン塩酸塩					●		●

▶ 抗菌目薬

	ロート抗菌目薬EX	ロート抗菌目薬i	サンテメディカル抗菌	サンテ抗菌新目薬	抗菌アイリス使いきり
スルファメトキサゾールナトリウム	●	●			
スルファメトキサゾール			●	●	●
イプシロン-アミノカプロン酸		●			●
タウリン			●	●	
グリチルリチン酸二カリウム	●	●	●	●	●
ビタミンB6			●		●
ビタミンE	●				
クロルフェニラミンマレイン酸塩	●			●	

目薬

269

主な外用消炎鎮痛薬に含まれる成分早見表

▶ 湿布薬

	ロキソニンSテープ	ロキソニンSパップ	のびのびサロンシップF	パテックスうすぴたシップ	ボルタレンEXテープ	サロメチールジクロ	トクホン	フェイタスZαジクサス	フェイタス5・0	フェイタス5・0温感	フェイタスシップ	サロンパスEX
ロキソプロフェンナトリウム水和物	●	●										
ジクロフェナクナトリウム					●	●		●				
フェルビナク									●	●	●	
インドメタシン												●
ケトプロフェン												
サリチル酸メチル							●					
サリチル酸グリコール			●	●								
グリチルレチン酸							●					
ノニル酸ワニリルアミド										●		
トウガラシエキス												
ビタミンE酢酸エステル			●				●		●	●		
l-メントール			●	●			●	●	●		●	●
dl-カンフル							●					
アルニカチンキ				●								

サロンパスEX温感	サロンパス30	サロンパス30ホット	ら・サロンパス	サロンパスーハイ	サロンパスAe	バンテリンコーワパップS	バンテリンコーワパップホット	バンテリンコーワパットEX	バンテリンコーワパットEXホット	オムニードケトプロフェンパップ	オムニードフェルビナク	オムニードFBプラスターα	パスタイムZX	パスタイムFX7	パスタイムFX7温感	パスタイムA	パスタイムH
													●				
											●	●		●	●		
●						●	●	●	●								
										●							
					●												
	●	●	●	●												●	●
	●	●															
				●											●	●	●
●		●							●								
	●	●			●							●				●	
●	●	●	●	●	●		●			●		●				●	●
					●												
								●	●								

外用消炎鎮痛薬

▶ **塗布薬**

	ロキソニンSゲル	ロキソニンSローション	ボルタレンEXローション	ボルタレンEXゲル	ボルタレンACローション	ボルタレンACゲル	トクホンチールA	フェイタスローション	フェイタスクリーム	フェイタスゲル	フェイタスチックEX	フェイタスZαローション
ロキソプロフェンナトリウム水和物	●	●										
ジクロフェナクナトリウム			●	●	●	●						●
フェルビナク								●	●	●	●	
インドメタシン												
サリチル酸メチル												
サリチル酸グリコール							●					
グリチルレチン酸							●					
ノニル酸ワニリルアミド							●					
ノナン酸バニリルアミド												
ビタミンE酢酸エステル							●					
l-メントール			●	●			●	●	●	●	●	●
dl-カンフル												
ニコチン酸ベンジルエステル												
アルニカチンキ												
カプサイシン												
クロルフェニラミンマレイン酸塩												
チモール												
ユーカリ油												
テレビン油												

外用消炎鎮痛薬

フェイタスZクリーム	フェイタスZゲル	バンテリンコーワクリーミィゲルα	バンテリンコーワクリームα	バンテリンコーワ液α	コムレケアヨコヨコ	アンメルシン1%ヨコヨコ	アンメルシンゴールドEX NEO	アンメルツゴールドEX	アンメルツヨコヨコ	ニューアンメルツヨコヨコA	サロメチールジクロローション	サロメチールFBローションα	サロメチール	ゼノールジクロダイレクト	ゼノール エクサムSX	メンソレータムのラブ
●	●						●				●			●		
					●			●				●			●	
		●	●	●		●										
									●				●			●
										●			●			
							●	●	●	●						
		●	●		●		●									
		●	●	●	●	●	●	●	●	●		●	●	●	●	●
									●				●			
							●			●			●			
		●	●	●												
													●			
								●	●	●						
									●				●			
													●			●
																●

成分	リンデロンVs軟膏/クリーム	フルコートf	コートfAT	コートfMD	ベトネベートクリームS	ベトネベートN軟膏AS	ムヒアルファEX	ムヒアルファSⅡ	液体ムヒS2a	ムヒS	プレバリンα軟膏	メンソレータムメディッククリームS	メンソレータムカユピットb	メンソレータムメディッククE
フルオシノロンアセトニド		●												
ベタメタゾン吉草酸エステル	●				●	●								
プレドニゾロン吉草酸エステル酢酸エステル			●				●				●	●		●
ヒドロコルチゾン酪酸エステル														
ヒドロコルチゾン酢酸エステル														
デキサメタゾン酢酸エステル								●	●					
デキサメタゾン														
ヒドロコルチゾン														
プレドニゾロン				●										
ウフェナマート														
グリチルレチン酸				●				●	●	●				●
フラジオマイシン硫酸塩		●				●								
バシトラシン														
コリスチン硫酸塩														
オキシテトラサイクリン塩酸塩														
ポリミキシンB硫酸塩														
ジフェンヒドラミン塩酸塩（ジフェンヒドラミン）							●	●	●	●			●	
リドカイン			●								●	●	●	
アミノ安息香酸エチル														
ジブカイン塩酸塩														
クロタミトン							●	●				●		●

皮膚疾患用薬

メンソレータムカブレーナ	オイチミンD	タクトプラスクリーム	ポリベビー	ドルマイコーチ軟膏	ドルマイシン軟膏	オイラックスPZリペア軟膏	オイラックスA	オイラックスDX軟膏	オイラックスソフト	ロコイダンクリーム	テラ・コートリル軟膏a	テラマイシン軟膏a	エマゼン軟膏	フェミニーナ軟膏s	デリケアb	デリケアエムズ	ラナケインS
						●											
										●							
				●			●										
		●						●					●				
	●																
											●						
●																	
●						●	●	●	●							●	●
				●													
				●	●												
					●												
											●	●					
												●					
●		●	●				●		●					●	●	●	●
														●			
																	●
		●															
		●				●	●	●	●								

※早見表はP276-277に続く。

🐾 275

	リンデロンVs軟膏／クリーム	フルコートf	コートfAT	コートfMD	ベトネベートクリームS	ベトネベートN軟膏AS	ムヒアルファEX	ムヒアルファSII	液体ムヒS2a	ムヒS	プレバリンα軟膏	メンソレータムメディッククリームS	メンソレータムカユピットb	メンソレータムメディクイックE
l-メントール（dl-メントール）							●	●	●	●				●
dl-カンフル							●	●	●	●				
アラントイン												●	●	●
酸化亜鉛														
ベンゼトニウム塩化物													●	
ヘパリン類似物質														
トコフェロール酢酸エステル			●								●			
レチノールパルミチン酸エステル（ビタミンA油）														
エルゴカルシフェロール（ビタミンD2）														
イソプロピルメチルフェノール			●				●	●	●	●		●		
トリクロロカルバニリド														●

	イハダダーマキュア軟膏	イハダプリスクリードD	イハダプリスクリードi
ウフェナマート	●	●	●
グリチルレチン酸	●		●
ベンゼトニウム塩化物	●		
ジフェンヒドラミン	●		●
リドカイン	●		
トコフェロール酢酸エステル	●	●	

皮膚疾患用薬

メンソレータムカブレーナ	オイチミンD	タクトプラスクリーム	ポリベビー	ドルマイコーチ軟膏	ドルマイシン軟膏	オイラックスPZリペア軟膏	オイラックスA	オイラックスDX軟膏	オイラックスソフト	ロコイダンクリーム	テラ・コートリル軟膏a	テラマイシン軟膏a	エマゼン軟膏	フェミニーナ軟膏s	デリケアb	デリケアエムズ	ラナケインS
		●											●			●	
		●															
						●	●	●	●								
			●														
●																	
						●		●	●				●	●	●	●	
●			●										●				
			●														
		●				●	●	●	●				●	●	●	●	●
	●		●														

主なビタミン・保健薬に含まれる成分早見表

成分	アリナミンA	アリナミンEXプラス	アリナミンEXプラスα	アリナミンEXゴールド	ナボリンS	ナボリンEB錠	エスファイトゴールド	エスファイトゴールドDX	キューピーコーワゴールドA	キューピーコーワゴールドα	キューピーコーワゴールドαプレミアム
フルスルチアミン	●	●	●	●	●	●					
ビスベンチアミン							●	●			
チアミン硝化物									●	●	●
リボフラビン（ビタミンB2）	●		●						●	●	●
ピリドキシン塩酸塩（ビタミンB6）	●	●	●	●	●	●		●	●	●	●
メコバラミン（活性型ビタミンB12）				●	●	●					
シアノコバラミン（ビタミンB12）	●	●	●				●	●			
ビタミンEコハク酸エステルカルシウム		●	●	●				●	●	●	●
酢酸d-α-トコフェロール					●	●					
L-アスコルビン酸（ビタミンC）									●	●	●
ビタミンA油（ビタミンA）									●		
ニコチン酸アミド								●	●	●	
葉酸				●	●						
パントテン酸カルシウム	●	●	●								
ガンマ-オリザノール		●	●	●			●		●		
シャクヤク											●
トチュウ											●
エゾウコギ										●	●
オウギ										●	●
オキソアミヂン末									●	●	●
L-アルギニン塩酸塩									●	●	●
無水カフェイン									●	●	●

成分	ハイチオールCプラス2	ハイチオールCホワイティア	ハイチオールBクリア	システィナC	ハイシーホワイト2	ハイシーBメイト2	チョコラBBルーセントC	チョコラBBプラス	チョコラBBピュア	チョコラBBローヤルT	チョコラAD
L-システイン	●	●	●	●	●	●	●				
チアミン硝化物			●					●	●	●	
リボフラビン（ビタミンB2）			●		●	●	●	●	●	●	
ピリドキシン塩酸塩（ビタミンB6）			●	●		●	●	●	●	●	
ビタミンEコハク酸エステルカルシウム					●		●				
酢酸d-α-トコフェロール											●
L-アスコルビン酸（ビタミンC）	●	●	●	●	●	●	●		●		
ビタミンA油（ビタミンA）											●
コレカルシフェロール（ビタミンD）											●
ニコチン酸アミド			●			●	●	●	●	●	
ビオチン			●			●					
パントテン酸カルシウム	●	●	●	●	●			●			
タウリン										●	
ローヤルゼリー										●	
無水カフェイン										●	

成分	ユベラックスα2	ユベラックス	ユベラーCソフト	ビトン-ハイリッチ	ビトン-ハイECB2	ユンケルEC	ネーブルファイン
d-α-トコフェロール	●	●				●	●
酢酸d-α-トコフェロール			●	●	●		
L-アスコルビン酸（ビタミンC）			●	●	●	●	
リボフラビン（ビタミンB2）				●	●	●	
ピリドキシン塩酸塩（ビタミンB6）				●			
ガンマ-オリザノール							●

ビタミン・保健薬

279

[著者プロフィール]

仲宗根 恵（なかそね・めぐみ）

登録販売者講師。一般社団法人くすりと漢方のスペシャリスト協会代表理事。1989年、薬種商試験に合格し、約20年間、大手ドラッグストアや町の小さな薬店などさまざまな現場で医薬品販売に携わる。2009年、登録販売者へ移行。2012年に独立し、全国各地で新人登録販売者向けのスキルアップ講座を開催するなど、講師としての活動を開始。主要都市にて、合格後のスキルアップに特化したスクールを起ち上げる。これまでに、延べ3,500人の現役登録販売者を指導・サポートしている。2018年に協会を設立し、今後は指導者の育成にも力を注ぐ。

●YouTubeチャンネル：くすりと漢方のスペシャリスト協会
　https://www.youtube.com/channel/UCKolj3xnX3PlDCCewrNzV_g

現場で使える 新人登録販売者便利帖
もっと症状から選ぶOTC医薬品

2021年12月20日　初版第1刷発行

著　　者　　仲宗根 恵
発 行 人　　佐々木 幹夫
発 行 所　　株式会社 翔泳社（https://www.shoeisha.co.jp）
印刷・製本　　日経印刷 株式会社